La terapia Gerson y sus recetas

CARLA NIETO MARTÍNEZ

La terapia Gerson y sus recetas

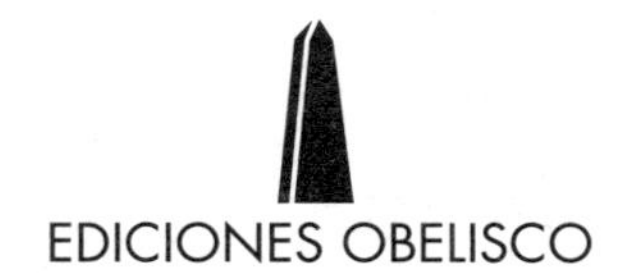

EDICIONES OBELISCO

Si este libro le ha interesado y desea que le mantengamos informado
de nuestras publicaciones, escríbanos indicándonos qué temas son de su interés (Astrología, Autoayuda, Ciencias Ocultas, Artes Marciales, Naturismo, Espiritualidad, Tradición...)
y gustosamente le complaceremos.

Los editores no han comprobado la eficacia ni el resultado de las recetas, productos, fórmulas técnicas, ejercicios o similares contenidos en este libro. Instan a los lectores a consultar al médico o especialista de la salud ante cualquier duda que surja. No asumen, por lo tanto, responsabilidad alguna en cuanto a su utilización ni realizan asesoramiento al respecto.

Puede consultar nuestro catálogo en www.edicionesobelisco.com.

Colección Salud y Vida Natural
La terapia Gerson y sus recetas
Carla Nieto Martínez

1.ª edición: septiembre de 2014
3.ª edición: octubre de 2017

Maquetación: *Marga Benavides*
Corrección: *M.ª Ángeles Olivera*
Diseño de cubierta: *Enrique Iborra*

Edita: Ediciones Obelisco, S. L.
Collita, 23-25. Pol. Ind. Molí de la Bastida
08191 Rubí - Barcelona - España
Tel. 93 309 85 25 - Fax 93 309 85 23
E-mail: info@edicionesobelisco.com

ISBN: 978-84-15968-96-2
Depósito Legal: B-16.080-2014

Printed in Spain

Impreso en España en los talleres gráficos de Romanyà/Valls S. A.
Verdaguer, 1 - 08786 Capellades (Barcelona)

PARTE 1

LAS CLAVES DE LA TERAPIA GERSON

CAPÍTULO 1

El doctor Gerson y los orígenes de su terapia

En 1946, el doctor Max Gerson se convirtió en el primer médico que llevó ante el Senado de Estados Unidos a un grupo de pacientes que se habían curado del cáncer que padecían siguiendo una terapia desarrollada por él y en la que la nutrición jugaba un papel fundamental. Fue, sin duda, un adelantado a su tiempo… a quien el tiempo le ha ido dando la razón.

¿Quién era el doctor Max Gerson?

Max Gerson nació el 18 de octubre de 1881 en la localidad alemana de Wongrowitz, y era el tercer hijo de una familia judía que tenía nueve hijos. Cursó estudios de medicina en las universidades de Breslau, Würzburg, Berlín y Friburgo. Desde 1909 hasta el inicio de la primera guerra mundial trabajó en Berlín, en el hospital Friedrischsain y también, durante un breve período de tiempo, en una clínica pediátrica. En 1918 abrió su propia consulta, donde empezó a tratar con éxito a pacientes a quienes aplicaba la terapia que estaba desarrollando. Tras la llegada del nazismo al poder, en 1933, y ante la inminencia de su captura y encarcelamiento en un campo de concentración, huyó con su familia a Viena (Austria) y cinco años después se trasladó a Nueva York, donde, para poder ejercer, tuvo que actualizar sus estudios y volver a examinarse. Abrió una consulta en la ciudad de los rascacielos, donde siguió aplicando a sus pacientes los principios de su terapia, para comprobar que el número de los que conseguían curarse era cada vez mayor.

En 1946, a instancias del senador Claude Pepper, Max Gerson, junto a cinco de sus pacientes que habían superado el cáncer, compareció ante el Senado de Estados Unidos, en cuyo Comité se estaban llevando a cabo una serie de intervenciones previas a la elaboración de un proyecto de ley destinado al hallazgo de medios para curar y prevenir el cáncer. Finalmente, dicho proyecto de ley no fue aprobado y las teorías del doctor Gerson se encontraron con la oposición de algunos sectores de la Administración estadounidense debido, tal y como explica su hija Charlotte en su libro La terapia Gerson. El programa nutricional definitivo para salvar vidas, a distintos intereses político-económicos: «Durante un período de tres días, del 1 al 3 de julio de 1946, el Senado de EE.UU. tomó testimonio a famosos investigadores contra el cáncer a nivel nacional en relación con el proyecto de ley del Senado, también conocido como la Propuesta anticáncer Pepper-Neely. Pese a lo impresionante de su testimonio contra el cáncer, el doctor Gerson se encontró con la oposición de los representantes de grupos de presión a favor de la Asociación de Fabricantes Farmacéuticos (PMA), la Asociación Médica Americana (AMA) y la Sociedad Americana del Cáncer (ACS). Haciendo una media entre el número de estadounidenses que se vieron afectados por el cáncer en 1946 y los afectados a principios del siglo XXI, es probable que se hubieran podido evitar que 39.697.000 estadounidenses enfermaran debido al cáncer o que se les hubiera salvado de la muerte a consecuencia de esta enfermedad. La aplicación de la terapia Gerson podría haber logrado esta tarea que tanto valía la pena emprender», comenta Charlotte Gerson en su obra.

Al margen de estos obstáculos al reconocimiento de sus postulados, Max Gerson continuó aplicando su terapia y, hasta su muerte, a los

74 años, siguió tratando con éxito a cientos de pacientes con cáncer y otras enfermedades.

Todos los principios de su terapia están recogidos y exhaustivamente explicados en su libro A cancer therapy: Results of fiftty cases, publicado en 1958 tras treinta años de experiencia profesional.

La aportación científica del doctor Gerson queda resumida en las palabras que su íntimo amigo, el doctor Albert Schweitzer (curado de su diabetes tipo 2 tras seguir la terapia) escribió poco después del fallecimiento del médico alemán: «Veo al doctor Gerson como uno de los genios más destacados en la historia de la medicina. Muchas de sus ideas básicas han sido adoptadas sin que se haya relacionado su nombre con ellas. Ha conseguido más de lo que hubiera parecido posible en circunstancias adversas. Nos deja un legado que requiere atención y que le otorgará el lugar que merece. Aquellos a quienes curó reconocerán ahora lo cierto de sus ideas».

Por su parte, Claude Popper, el senador estadounidense que propició la participación de Gerson en el fallido proyecto de ley, señaló: «El doctor Max Gerson dedicó su vida a adquirir maestría frente al azote del cáncer, y todos deberíamos reconocer su gran trabajo».

Origen de la terapia Gerson

En la teoría, el predecesor de la terapia Gerson fue Paracelso, quien afirmó que «la dieta es la base de la medicina terapéutica».

En la práctica, sin embargo, el origen de esta terapia se encuentra en las intensísimas migrañas que Max Gerson padecía. La frecuencia de las mismas llevó al facultativo alemán a utilizar sus conocimientos de medicina para encontrar un remedio a esta dolencia que para él resultaba sumamente incapacitante. Consultó a varios de sus colegas, que le dijeron que las migrañas eran incurables. No contento con esta respuesta, empezó a introducir cambios en su alimentación, con el objetivo de descubrir qué alimentos desencadenaban las crisis migrañosas y con cuáles, por el contrario, experimentaba alivio. Comenzó realizando monodietas, en concreto una a base de manzanas (crudas y al horno, salsa de manzana, zumo de manzana y compota de manzana) y comprobó que los síntomas remitían. A partir de ahí fue probando, añadiendo y sustituyendo poco a poco un alimento tras otro, y llegó así a lo que él denominó «la dieta de las migrañas», basada fundamentalmente en frutas y vegetales, y la empezó a aplicar también a aquellos pacientes que padecían este problema. Uno de ellos estaba, además, afectado de tuberculosis cutánea, y tras seguir esta dieta durante una temporada comprobó que los síntomas de esta enfermedad habían desaparecido. Este caso supuso el punto de partida para que el doctor Gerson ahondara aún más en sus investigaciones sobre la nutrición y perfilara la visión holística que desarrolló de la medicina: el cuerpo es un todo.

Comenzó entonces a tratar con éxito a muchos pacientes que sufrían tuberculosis, patología en la que siguió investigando y que le llevó a entablar amistad en 1930 con el doctor Albert Schweitzer, premio Nobel de la Paz. La esposa de Schweitzer, enferma de tuberculosis desde hacía siete años, ingresó en la clínica de Gerson y experimentó una asombrosa curación en tan sólo nueve meses.

A medida que iba aplicando esta terapia en distintos pacientes, Gerson fue comprobando su eficacia en otras patologías como el cáncer, las afecciones cardiacas y los problemas renales, entre otras.

El programa dietético contra las enfermedades degenerativas desarrollado por Max Gerson en la década de 1930 se registró de manera oficial por primera vez como una terapia demostrada de tratamiento en la Universidad de Múnich (Alemania), y contó con un extraordinario respaldo científico a través de becas de los gobiernos federales de Prusia y Baviera.

La terapia Gerson, hoy

Tras la muerte de Max Gerson fue su hija menor, Charlotte, quien continuó la obra de su padre, traduciendo su libro, documentando a las personas interesadas en seguir la terapia y cuidando a los pacientes.

Charlotte siempre estuvo muy implicada en el trabajo de su padre y se convirtió en su mano derecha, ayudándole a traducir (habla varios idiomas, entre ellos el español) y redactar sus artículos, escuchando sus conferencias y acompañándolo en las rondas hospitalarias.

En 1976 fundó el Instituto Gerson con el objetivo de que la terapia de su padre estuviera al alcance de todo el mundo, y al año siguiente impulsó la creación de la clínica Gerson en Tijuana, México (el Gerson Therapy Hospital), la primera en el mundo que practicó esta terapia. Años después, a la clínica mexicana se uniría otra en Hungría. Charlotte Gerson fue también la artífice de un programa de enseñanza dirigido tanto a los profesionales de la salud como al personal de cocina, pacientes y otras personas interesadas con el objetivo de que aprendieran los principios de este tratamiento nutricional. En la actualidad tiene más de noventa años y sigue educando a médicos y pacientes a través de libros, conferencias y visitas continuas a la clínica de México para supervisar los tratamientos.

Un buen número de médicos holísticos de todo el mundo se han formado en el Instituto Gerson bajo la supervisión de Charlotte.

Además de continuar la labor de su padre, uno de los objetivos de Charlotte Gerson ha sido demostrar y reivindicar la eficacia de sus teorías, que chocaron con muchos intereses y convencionalismos de la época y que han sido confirmadas por un buen número de investigaciones posteriores. Prueba de ello es la dedicatoria que se encuentra en las primeras páginas de su libro La Terapia Gerson: el programa nutricional definitivo para salvar vidas: «Dedicado a Max Gerson (doctor en medicina) que, por haber desarrollado terapias viables para la remisión permanente del cáncer, fue retado por los intereses individuales de la industria oncológica porque, mediante la aplicación de la terapia Gerson, estos intereses irían a la bancarrota. Hoy en día, casi medio siglo después, estos intereses legitimados siguen floreciendo a expensas de todos los enfermos del mundo».

CAPÍTULO 2

Los principios curativos de la terapia Gerson

La terapia Gerson se puede definir como un programa natural y biológico que utiliza los propios mecanismos de curación del organismo para la eliminación de las dolencias debilitantes. Sus principales herramientas son la combinación de una dieta específica –fruto de una intensa labor investigadora llevada a cabo por el médico alemán durante toda su vida– y el plan de suplementos que se administra al enfermo.

El organismo como un todo

La terapia Gerson se engloba dentro de lo que se conoce como medicina holística. Supone un enfoque totalmente metabólico, integral y, a diferencia de otras terapias, no es un tratamiento único para combatir un síntoma concreto de una enfermedad. Al ver cómo la dieta era efectiva para un número cada vez más amplio de patologías, el doctor Gerson llegó a la convicción de que el organismo cura, y no cura selectivamente, no cura por síntoma.

Poner en marcha la autocuración

La terapia Gerson es efectiva en el tratamiento de un gran número de enfermedades y problemas de salud porque reactiva de manera natural la capacidad que el organismo tiene de curarse a sí mismo, sin efectos secundarios nocivos. Esta terapia trata el cuerpo en su totalidad, fortaleciendo el sistema inmune y mejorando las defensas para así poder poner en marcha la curación de patologías como el cáncer, la artritis, las cardiopatías o la diabetes, así como otras dolencias crónicas. Al aplicar los principios del programa desarrollado por Gerson, el metabolismo es estimulado a través de la adición de ciertos suplementos (hormona tiroidea, potasio, yodo...) y la limitación de la ingesta de grasas animales, sodio, ciertas toxinas y el exceso de proteínas de origen animal. De esta forma, a través del consumo de una gran cantidad de nutrientes (procedentes sobre todo de frutas y hortalizas de origen orgánico), un incremento en la oxigenación, la desintoxicación del cuerpo y una mejora y activación del metabolismo, se consigue que las células (y, con ellas, la totalidad del organismo) puedan regenerarse, sanarse y «blindarse» frente al desarrollo de futuras enfermedades.

Combatir la deficiencia y la toxicidad

La deficiencia de ciertos nutrientes y la toxicidad producida tanto por ciertas sustancias como por determinados factores ambientales son para el doctor Gerson las principales causas de la mayoría de las dolencias. Si se enfocan los esfuerzos en paliar los efectos de estas dos circunstancias, el propio organismo tiene la habilidad de restaurarse y restablecer su sistema inmune.

Para solucionar la deficiencia se recurre a la dieta basada en alimentos de origen vegetal y a los suplementos, mientras que la principal herramienta de detoxificación del organismo son los enemas de café, que se emplean como forma para eliminar las toxinas circulantes y los metabolitos parciales.

Objetivo: el hígado

El hígado es el auténtico órgano excretor del organismo, de ahí que favorecer y potenciar su correcto funcionamiento a través de estrategias de desintoxicación sea el principal objetivo de la terapia del doctor Gerson, quien, además, determinó el papel vital que desempeña este órgano en el proceso de desarrollo del cáncer y otras enfermedades.

El hígado se puede definir como el gran filtrador de toxinas (lo hace cada vez que el torrente sanguíneo pasa por él) y en él existe un sistema enzimático, el glutatión S-transferasa, cuya principal misión es neutralizar los radicales libres, que dañan las células.

Gerson comprobó que al introducir el café por vía rectal (enemas), los componentes de esta bebida (especialmente uno de ellos, los palmitatos) aumentan el nivel de actividad de ese sistema enzimático (entre 600 y 700 veces más). Otras sustancias, como la cafeína, la teofilina y la teobromina, incrementan la cantidad de bilis producida. Ésta es la encargada de trasportar las toxinas fuera del organismo, de ahí que una mayor producción de esta sustancia se traduzca en una desintoxicación más rápida.

El poder de los alimentos

El doctor Gerson constató que ciertos alimentos, además de ser recomendables para asegurar un correcto estado de salud, pueden combatir y prevenir el cáncer y otras enfermedades degenerativas, así como revertir el desarrollo de las mismas. Por eso, cada componente alimentario incorporado a su terapia es eficaz contra una gran variedad de problemas tanto físicos como mentales. La dieta Gerson es rica en vitaminas, minerales, enzimas y micronutrientes; baja en sodio y grasas, y abundante en líquidos.

Dentro de esta dieta, o como complemento a la misma, destaca el importante papel que juegan los zumos, elaborados con aproximadamente 9 kg diarios de frutas y verduras orgánicas. Cuando se consumen de esta forma, estos nutrientes «inundan» al organismo, regenerándolo.

Tratamiento personalizado

El programa Gerson está individualizado para poder satisfacer las necesidades de cada paciente, aunque se rige por una serie de pautas comunes y cuenta con un protocolo estándar para el cáncer y las enfermedades degenerativas. Además de la patología de la persona que se somete a esta terapia, es muy importante que el especialista valore su estado de salud (no todos los enfermos presentan el mismo deterioro) y también otros factores como la edad, el estilo de vida o la presencia de otras enfermedades o problemas de salud. En función de las características personales, se van introduciendo ajustes en las cantidades y frecuencia con que se administran los suplementos.

Curación por etapas

Los efectos del método de alimentación propuesto por el doctor Gerson varían regularmente en grados. La terapia permite que un organismo muy enfermo y con disfunciones alcance un estadio de enfermedad subclínica. Después, en una etapa posterior, hace progresar a ese organismo hasta unos ligeros niveles de bienestar, a la que le sigue la estabilización, para después pasar a ser un organismo con un elevado nivel de bienestar y, por último, alcanza la curación total. Las evidencias han demostrado que siguiendo de manera fiel la terapia Gerson, una persona enferma puede mejorar notablemente sus probabilidades de revertir la dolencia que padece, recuperar la buena salud y asegurarse un bienestar continuo.

La curación total de la mayoría de los trastornos degenerativos no es completa hasta que el hígado y las funciones de los órganos vitales recuperan su plena actividad normal. Por lo general, este tipo de curación se consigue después de seguir por lo menos durante dos años el programa terapéutico Gerson, incluida la ingesta de trece vasos de zumo recién exprimido a diario, el consumo de alimentos de origen vegetal y cultivo ecológico, una administración regular (adaptada y decreciente a medida que transcurre el tiempo) de enemas de café y la ingesta de potasio y de otros suplementos.

El papel de los suplementos

La terapia Gerson contempla la administración de determinados suplementos con un objetivo común: activar las reacciones por las que el organismo va a iniciar su curación. Por ello, es frecuente la aparición de inflamaciones, fiebres, irritaciones, aparición de llagas en la boca y otros síntomas que indican que el mecanismo de autosanación del organismo se ha puesto en marcha.

El concepto de hiperalimentación en macronutrientes

Comer frutas y verduras, y cuanto más, mejor. Ése podría ser el resumen de la pauta dietética propuesta por el doctor Gerson. De hecho, para el especialista, esta «hiperalimentación» –basada en alimentos de origen vegetal, entre los que se incluyen la fruta cruda, las hortalizas bien cocinadas, las ensaladas, una sopa especial, los copos de avena y los zumos de hortalizas– constituye la «medicación» de esta terapia.

Para Gerson, todos estos alimentos han demostrado su eficacia nutricional (algo que han avalado investigaciones posteriores), son fácilmente absorbidos por el organismo y, cuando se ingieren en abundancia, restablecen la buena salud en un cuerpo enfermo y evitan la mala salud en un organismo sano.

Para Gerson, estos alimentos –a los que define como sustancias muy eficaces, en extremado complejas y químicamente exquisitas– actúan a modo de medicamentos y provocan la curación de forma más efectiva que cualquier fármaco.

La desintoxicación

Constituye, junto con la dieta, la pieza clave de esta terapia. Ya hemos visto cómo, en un principio, la terapia Gerson se basó sobre todo en la alimentación. Poco a poco, el médico alemán fue constatando el efecto que los zumos producen en el organismo de sus pacientes: favorecían el desprendimiento de las toxinas acumuladas en los tejidos. Éstas, sin embargo, se iban depositando entonces en el hígado, lo que en muchos casos suponía sobrecargar un órgano que a menudo ya presentaba, a su vez, un exceso de sustancias tóxicas, con lo que empeoraba el estado de estos pacientes. Centró entonces sus investigaciones en la búsqueda de los métodos más efectivos para desintoxicar el hígado, y descubrió que había varios estudios que demostraban los beneficios de los enemas de café.

CAPÍTULO 3

En qué patologías es efectiva la terapia Gerson

Se puede decir que la terapia Gerson es efectiva en dos grandes grupos de patologías: por un lado, en el cáncer y las enfermedades degenerativas y, por otro, en un buen número de patologías que afectan a muchas personas en mayor o menor medida. Hay que tener en cuenta que, tal y como advierte Charlotte Gerson en su libro, el programa no consta de un único protocolo de dieta y medicación para enfermedades de distintas clases, ya que cada dolencia tiene sus orígenes dietéticos distintos y unas necesidades de tratamiento variables. Según la patología de la que se trate y las peculiaridades de cada paciente, existen muchas modificaciones de la dieta, del programa de consumo de zumos y de las pautas de medicación. Los factores que se tienen en cuenta para adaptar las pautas de la terapia Gerson a cada paciente son su estado general, su edad, sus síntomas, los resultados de una analítica de sangre que se le realiza y el diagnóstico médico, entre otros.

Terapia Gerson y tratamiento del cáncer

El doctor Gerson partió de la idea de que el cáncer es una enfermedad en la que está implicado todo el organismo, y consideró que el tumor es tan sólo un síntoma. La causa de la mayoría de los cánceres la situaba el doctor Gerson en la interacción de distintos tipos de factores que «contaminaban» el organismo y deterioraban el correcto funcionamiento del sistema metabólico. A través de las pautas contempladas en su programa (alimentación vegetariana basada en zumos y preparaciones a base de frutas y verduras de origen ecológico, suplementos alimenticios y aplicación de enemas, fundamentalmente), se pretende reconducir al organismo a su estado metabólico normal o lo más cerca de la normalidad como sea posible, y devolverle su equilibrio natural.

A medida que iba aplicando la terapia en distintos tipos de pacientes, Gerson se dio cuenta de que ésta, cuando se aplicaba en los casos de cáncer, mejoraba de manera significativa el estado de estos pacientes y, en muchos casos, se conseguía revertir la enfermedad. Para Gerson, el cáncer es una enfermedad que afecta a todo el organismo, y el tumor es un síntoma. Por otro lado, el doctor Gerson fue el primer experto que apuntó hacia el carácter multifactorial del origen del cáncer y, de hecho, elaboró una lista en la que se incluían los principales factores que, de forma independiente, estaban implicados en el desarrollo de esta enfermedad. La combinación de estos factores, entre los que se encuentra una nutrición deficiente, la exposición a tóxicos como pesticidas o fertilizantes químicos, contaminantes atmosféricos y determinados componentes del agua, entre otros, se traduce en un deterioro del sistema metabólico que favorece la aparición del cáncer.

Otras enfermedades en las que ha demostrado su eficacia

Arterioesclerosis

Esta enfermedad, que se produce por la acumulación de lo que se conoce como placa de ateroma (formada por grasa, colesterol, calcio y otras sustancias que se encuentran en la sangre) afecta a millones de personas en todo el mundo. Tiene su origen en el estrechamiento y endurecimiento de las arterias que produce la placa de ateroma, lo que aumenta la probabilidad de sufrir episodios cerebrovasculares, infarto e insuficiencia renal. Según los expertos en la terapia Gerson, las personas que padecen arterioesclerosis suelen responder de manera extraordinaria a este programa de curación, debido, sobre todo, al papel que ejerce la nutrición antibloqueante, presente en los alimentos de una dieta puramente vegetariana y los procedimientos de detoxificación del protocolo Gerson.

Diabetes

Se puede definir como un grupo heterogéneo de enfermedades caracterizadas por niveles elevados de glucosa en sangre e intolerancia a la glucosa debido a un déficit de la producción de insulina (una hormona del aparato digestivo cuya misión es facilitar que la glucosa que circula por la sangre penetre en las células y sea aprovechada como energía). Hay dos tipos de diabetes: la tipo 1 (provocada por una ausencia o deficiencia de insulina) y la tipo 2 (cuya causa principal es la incapacidad del organismo para utilizar de manera adecuada la insulina que produce). La diabetes tipo 2 supone alrededor del 90 % de los casos, y es la única que se puede prevenir mediante la adopción de estilos de vida saludables.

La diabetes es la enfermedad crónica más extendida a nivel global (afecta aproximadamente al 6 % de la población mundial) y su progresión va a en aumento. De hecho, la Organización Mundial de la Salud (OMS) la considera una de las epidemias más graves del siglo xxi y prevé que las muertes a causa de esta enfermedad se hayan multiplicado por 2 en 2030, año en el que se calcula que habrá 438 millones de diabéticos en el mundo.

A su vez, la diabetes se acompaña de otras patologías como hipertensión arterial, trastornos de la coagulación sanguínea, hiperlipemia, etcétera. Además, aumenta entre 2 y 4 veces el riesgo de enfermedad coronaria y de enfermedad vascular cerebral, reduce la esperanza de vida y es la causa principal de nuevos casos de ceguera y de la amputación no traumática de extremidades inferiores.

En el caso de los pacientes con diabetes tipo 1, cuando siguen la terapia Gerson muestran una importante disminución de sus necesidades de insulina, y aquellos que presentan cambios degenerativos relacionados con la enfermedad, como una reducción en la capacidad visual, daños renales o problemas circulatorios, experimentan una reversión de estos problemas.

En cuanto a la diabetes tipo 2, se ha constatado que los pacientes que siguen este programa suelen ser capaces de eliminar la necesidad del control de la insulina y muchos de ellos mejoran de un modo espectacular.

En estos casos, la terapia se aplica con algunas modificaciones. Por ejemplo, se elimina el zumo de manzana, el de naranja se sustituye por el de pomelo y el de verduras sustituye al de zanahoria y manzana. En los aperitivos, las hortalizas crudas sustituyen a las frutas y se eliminan la miel, el jarabe de arce, el azúcar moreno y otros edulcorantes. También se realizan ajustes en la posología de los suplementos.

Hipertensión arterial

Esta patología se produce cuando los niveles de presión arterial de elevan de forma continuada o sostenida, lo que hace que la masa muscular del corazón aumente para poder hacer frente a ese sobreesfuerzo. Se considera hipertensión cuando la presión sanguínea supera los valores considerados normales: 120-139 mmHg para la sistólica (máxima) y 80-89 mmHg para la diastólica (mínima). Es el mayor factor de riesgo de muerte, responsable de patologías cardiacas, accidentes cerebrovasculares y otras muchas enfermedades. Según la World Hypertension League, el número de personas hipertensas en el mundo alcanza el billón y medio.

La hipertensión propicia la aparición de arterioesclerosis y fenómenos de trombosis, que, a su vez, pueden derivar en un infarto de miocardio o en un ictus.

Uno de los principales factores desencadenantes es el consumo excesivo de sal y los alimentos que la contienen. En este sentido, recientemente las autoridades sanitarias de Estados Unidos han advertido del elevado consumo que, pese a las numerosas campañas públicas destinadas a concienciar sobre sus riesgos, sigue habiendo de sal entre la población estadounidense. Según un informe de los Centros para el Control y la Prevención de las Enfermedades (CDC), lo más preocupante es que nueve de cada diez niños de más de cuatro años consumen demasiada sal y tienen riesgo de sufrir hipertensión. Los autores de este estudio hacen hincapié en que la mayor parte de esta sal procede de los alimentos procesados y de la comida de los restaurantes. Muchas décadas antes, el doctor Gerson ya advirtió sobre los riesgos del exceso de sodio, cuya supresión es uno de los pilares de su terapia. De hecho, los pacientes hipertensos responden muy bien a este programa de curación.

Cardiopatías

Directamente relacionadas con la arterioesclerosis y la hipertensión, las patologías cardiacas son la primera causa de muerte por enfermedad en el mundo. El colesterol, el tabaco, el sedentarismo y una dieta rica en grasas son otros factores implicados de manera directa en las enfermedades del corazón. Por esta razón, los principios en los que se basa la terapia Gerson suponen un gran beneficio para estos pacientes. Así, por ejemplo, el aceite de linaza ayuda a disolver los depósitos de grasa y colesterol en las arterias y aumenta la capacidad de la sangre para trasportar oxígeno. El potasio, por su parte, ayuda a la función enzimática y contribuye a disolver la placa de ateroma, evitando la formación de trombos.

Tanto en el caso de la arterioesclerosis como en el de las cardiopatías, el doctor Gerson consiguió una mejoría de sus pacientes y también un aumento de su supervivencia a largo plazo.

Esclerosis múltiple

Se trata de una enfermedad inflamatoria en la que una sustancia del sistema nervioso central, la mielina (que recubre y aísla a los nervios) está dañada. Afecta sobre todo a adultos jóvenes entre los treinta y los cuarenta años, con una prevalencia mayor en las mujeres que en los hombres. Es la segunda causa de mortalidad más frecuente en esta franja de edad, y el impacto sobre la calidad de vida es muy elevado. En su libro, Charlotte Gerson comenta que la terapia Gerson ha conseguido unos resultados excelentes en estos pacientes, ya que con la nutrición y la detoxificación adecuadas, el organismo es capaz de sanar las vainas de mielina dañadas.

Osteoporosis

Es una enfermedad caracterizada por una disminución de la masa ósea y de su resistencia mecánica, lo que hace los huesos tengan una mayor predisposición a padecer fracturas. Se la denomina «enfermedad silenciosa», ya que, por lo general, no muestra síntomas hasta que se produce la primera fractura, y según la OMS afecta a entre el 30 y el 40 % de las mujeres mayores de cincuenta años. El sedentarismo, el alcohol, la falta de vitamina D y una dieta inadecuada son algunos de los factores que influyen en el desarrollo de esta enfermedad. Respecto a la dieta, hay evidencias de que el exceso de proteínas está implicado en su desarrollo, de ahí que un programa en el que las proteínas animales están restringidas resulte beneficioso tanto para su prevención como para su tratamiento. En cuanto a la falta de calcio, uno de los principales elementos relacionados con esta enfermedad, se ha visto que la terapia Gerson es eficaz para mejorar la calcificación de los huesos. Los expertos de esta terapia defienden que ni los suplementos convencionales de este mineral ni su ingesta a través de la leche pasteurizada facilita su adecuada absorción, y que debe penetrar en el organismo en la combinación adecuada, junto con enzimas vivas y activas que se encuentran en el zumo de zanahoria, en las hojas de ensaladas verdes y consumiendo mucha lechuga fresca. Además, mediante los alimentos frescos de cultivo ecológico, el organismo no sólo recibe calcio, sino también otros nutrientes fundamentales: magnesio, manganeso, zinc, cobre, potasio y yodo, entre otros, junto con enzimas que permiten tanto la correcta asimilación como el almacenamiento en los huesos de estos minerales.

Síndrome de fatiga crónica

Se trata de una afección muy difícil de diagnosticar, debido, sobre todo, a lo inespecífico de sus síntomas, siendo el principal un cansancio sin causa justificada, acompañado de dolor muscular y de cabeza, problemas de memoria y alteraciones del sueño. Es más común en las mujeres entre cuarenta y sesenta años y puede perdurar durante mucho tiempo. Se desconoce su causa exacta, aunque hay teorías que lo relacionan con determinados virus o con alteraciones del sistema inmune. Se ha comprobado que a las personas que padecen esta enfermedad les va bien con el programa Gerson y experimentan una mejoría significativa tras un breve período de tiempo. Hay que tener en cuenta, sin embargo, que estos pacientes pueden no reaccionar de forma positiva a los enemas, de ahí que haya que aplicarlos de forma más restringida.

Algunas adicciones

El doctor Gerson comprobó que algunas adicciones pueden revertirse o eliminarse por completo mediante la adaptación de la terapia a estos pacientes. Concretamente, constató los efectos positivos del protocolo estándar en la deshabituación de determinadas drogas (heroína, cocaína, morfina, codeína), nicotina y alcohol. El doctor Gerson consideraba que algunas adicciones proceden de una deficiencia básica: el adicto es consciente de que ansía algo que, con frecuencia, son nutrientes, por lo que su organismo no funciona a pleno rendimiento. Comprobó que cuando un paciente adicto tomaba trece vasos de zumo de frutas y hortalizas, su ansia básica quedaba satisfecha, ya no anhelaba la droga y, por tanto, desaparecía el síndrome de abstinencia.

Otros problemas de salud

En el libro de Charlotte Gerson La terapia Gerson: el programa nutricional definitivo para salvar vidas se incluye una tabla en la que se resumen los problemas de salud tratados de manera eficaz con esta terapia y entre los que destacan, además de los ya comentados, los siguientes: acné, alergias, anemias, asma, candidiasis, cirrosis hepática, colitis ulcerosa, deficiencia inmunitaria, degeneración macular, depresión y ataques de pánico, endometriosis, enfermedad de Crohn, enfermedad de Lyme, EPOC, espondilitis anquilosante, estreñimiento, fibromialgia, flebitis, gota, hemorroides, hepatitis, herpes genital, herpes zóster, TDAH, histoplasmosis ocular, infertilidad, lupus eritematoso, migraña, mononucleosis, obesidad, osteomielitis, parásitos intestinales, psoriasis, VIH, enfermedad de Cushing, síndrome premenstrual y tuberculosis.

¿Sólo para personas enfermas?

Fundamentalmente, la terapia Gerson está enfocada a la curación de organismos enfermos, en los que la función metabólica está alterada, pero teniendo en cuenta que uno de sus principales objetivos es potenciar el sistema inmune, supone un excelente plan preventivo y, por tanto, sería beneficiosa para personas sanas, siempre consultando antes a su médico (sobre todo en lo que se refiere a la administración de los suplementos incluidos en el protocolo estándar).

Por otro lado, aunque en un principio esta forma natural de comer fue diseñada para el tratamiento de los tumores malignos, se trata de un tipo de medicina ortomolecular (es decir, que proporciona un entorno molecular óptimo para todas las funciones corporales), por lo que mejora el estado de salud general en todo tipo de personas.

Un beneficio añadido más: el tipo de alimentación promovido por la terapia Gerson favorece la vuelta a la normalidad del peso corporal, lo que se traduce en una pérdida de kilos en los casos de obesidad y sobrepeso y la ganancia de peso en pacientes que se encuentren por debajo del peso adecuado.

Hay personas que, atraídas por el planteamiento dietético propuesto por el doctor Gerson, siguen las pautas alimenticias (dieta vegetal e ingesta de zumos). Ello reporta indudables beneficios a su salud y bienestar, pero no hay que perder de vista que en estos casos tan sólo están siguiendo una dieta, y no la terapia Gerson en su totalidad, que consta, como hemos visto, de otros factores en los que la desintoxicación del organismo juega un papel esencial.

CAPÍTULO 4

Los pilares en los que se basa la terapia Gerson

El protocolo estándar propuesto por el doctor Max Gerson se basa en la supresión de determinados nutrientes, la reducción de otros y la inclusión de sustancias adicionales a través de los suplementos. Lo que se persigue con esta «ecuación» es restablecer el equilibrio del organismo y el correcto funcionamiento del sistema inmune.

Restricción de sodio

Es cierto que el sodio es un mineral que el organismo necesita para funcionar bien (es fundamental para mantener el equilibrio de los fluidos del cuerpo y asegurar el buen estado y funcionamiento de los músculos y de los nervios), pero en exceso puede producir importantes perjuicios. El más conocido es la hipertensión, o presión arterial elevada. Se sabe que el exceso de sodio atrae el agua, y que una dieta alta en este mineral dirige el agua hacia el torrente sanguíneo, lo que aumenta el volumen de la sangre y, con el tiempo, desencadena un incremento de la presión arterial. El doctor Gerson centró buena parte de sus investigaciones en analizar el efecto que el sodio tiene a nivel celular, concretamente en aquellas células «dañadas» por el cáncer o cualquier otra enfermedad. Gerson observó que estas células enfermas pierden la mayor parte de su contenido en potasio (como veremos, un mineral que funciona en tándem con el sodio y que es fundamental para equilibrarlo) y absorbe abundante sodio, lo que favorece que, literalmente, se «hinche».

Por ese motivo, para el doctor Gerson, seguir una dieta sin sal era fundamental no sólo para eliminar el exceso de sodio, sino también para favorecer la depuración del organismo a través de la eliminación de toxinas y otros «venenos» depositados en los tejidos corporales.

Según Gerson, la reducción de los niveles de sodio en la dieta en general y la supresión de la sal en particular son capaces de revertir enfermedades crónicas agudas de todo tipo (diabetes, artritis, esclerosis múltiple), los trastornos cardiovasculares o el síndrome de fatiga crónica, entre otras.

Para eliminar el exceso de sodio en el organismo, hacer que las células afectadas se deshinchen y, por tanto, sanen, el doctor Gerson propone tres estrategias: aumentar el aporte de potasio, eliminar de la dieta las proteínas de origen animal y, sobre todo, evitar la ingesta de cualquier alimento.

Actualmente, y en la misma línea iniciada en su día por el doctor Gerson, las autoridades sanitarias están alertando sobre los elevados niveles de sodio que contiene la dieta, sobre todo de los países occidentales, y las repercusiones que ello está teniendo, sobre todo a nivel cardiovascular, entre la población. Una de las razones que explican este elevado consumo de sal, a pesar de que la mayoría de las personas lo asocien a un abuso de ella, es que más del 75 % del sodio en la dieta proviene, por ejemplo, de comer alimentos envasados y de otro tipo.

¿Cuál sería la cantidad recomendada de sodio para que este mineral realice sus funciones orgánicas y evitar su exceso? Las principales guías alimentarias recomiendan limitar su consumo a menos de 2,300 mg por día, lo que equivale aproximadamente a una cucharadita de sal en las personas sanas y de 1.500 mg en personas con hipertensión, diabetes, enfermedad renal crónica y en individuos de 51 años o más.

Aunque la sal es la principal fuente de sodio, este mineral está presente en otros muchos alimentos y sustancias, como, por ejemplo, algunos aditivos alimentarios, como el glutamato monosódico o el bicarbonato de sodio. Además, muchos alimentos que no tienen un sabor salado pueden aportar un alto contenido en sodio al organismo: cereales, productos horneados, el pan o los fiambres y las carnes curadas. Los pepinillos y la salsa de soja son otros alimentos con un contenido elevado en sodio. Todos estos alimentos están prohibidos en la terapia Gerson.

Los expertos señalan que la forma más directa de eliminar al máximo los niveles de sodio en los menús diarios y de suprimir el consumo de sal es «detectar» la presencia de este mineral en los distintos alimentos y preparaciones y aprender nuevas formas de preparar las comidas habituales. La FDA estadounidense (Food and Drug Administration) ofrece los siguientes consejos para reducir la cantidad de sodio e ir acostumbrado el gusto a una dieta sin sal:

✓ Leer atentamente la etiqueta. La información nutricional reflejada en ella permite determinar el contenido en sodio de todo tipo de alimentos (y no sólo los que son «oficialmente» salados).
✓ Interpretar los «códigos del sodio». Los alimentos cuya etiqueta indica que es «sin sal/sin sodio» aportan menos de 5 miligramos de sodio por porción; un alimento «muy bajo en sodio» aporta 35 miligramos de sodio o menos por porción; si es «bajo en sodio» significa que su aporte es de 140 mg o menos por porción; un producto con «sodio reducido» contiene por lo menos un 25 % menos sodio que el original; los productos en cuya etiqueta se indica que es «bajo en sodio» o «levemente salado» aportan por lo menos un 50 % menos sodio que el producto original, y cuando en un producto se indica que es «sin sal añadida» o «sin sal», significa que no se ha añadido sal durante el procesamiento, pero podría contener sodio,

de ahí la importancia de leer con atención la etiquetas de información nutricional.

✓ Sazonar sin añadir sodio. Sustituir la sal por hierbas aromáticas y especias.

Aumento de la cantidad de potasio

El potasio es otro mineral esencial para el correcto funcionamiento del organismo, ya que desempeña un gran número de funciones importantes: es determinante en la comunicación entre los nervios y los músculos; permite que los nutrientes fluyan en las células y ayuda a expulsar los desechos celulares. Además, juega un papel clave en el funcionamiento adecuado del corazón, los riñones y el aparato digestivo. En personas sanas, el potasio que se obtiene a través de la dieta suele ser suficiente para suministrar al organismo los niveles adecuados que éste necesita. El potasio se absorbe de los alimentos a través del tracto intestinal, y el exceso se elimina por la orina.

Sin embargo, tal y como descubrió el doctor Gerson, los pacientes con enfermedades degenerativas crónicas presentan un marcado descenso en los niveles de potasio. Según su investigación, el origen de todas las enfermedades crónicas se encuentra en la pérdida de iones de potasio en las células y, tal como hemos visto, en la «invasión» de los iones de sodio y agua. Como consecuencia de ello, las células se hinchan y esto tiene como resultado un mal funcionamiento celular/fisiológico que, a su vez, se traduce en la pérdida de potenciales eléctricos en las células, la formación inadecuada de enzimas, la reducción de la oxidación celular y daños en los tejidos. Gerson resume este proceso de la siguiente manera: la síntesis de casi todas las enzimas del organismo por parte de las células requiere al potasio (que es un agente activador) como catalizador, mientras que el sodio que penetra en los tejidos (agente inhibidor) ralentiza o detiene la producción de enzimas.

Por tanto, para estimular la producción enzimática hay que eliminar el exceso de sodio y reemplazarlo por potasio, de forma que las células lo utilicen y vuelvan a funcionar de forma adecuada.

Para el doctor Gerson, la mejor forma de eliminar el sodio de los tejidos y volver a llenarlos de potasio consiste en administrar grandes cantidades de zumos de frutas y hortalizas frescas, ya que estos alimentos contienen muchísimo potasio y enzimas que «limpian» las células. Pero, además, y en los casos de los pacientes que padecen cáncer y enfermedades degenerativas, la terapia Gerson contempla una suplementación de potasio, que consiste en una solución de compuestos de potasio con 33 g de acetato y otros tantos de monofosfato y de gluconato de potasio diluidos en 946 ml de agua destilada. La dosis de este suplemento es de 1 a 4 cucharaditas al día, añadidas en cantidades iguales a tres tipos de zumos: zanahoria y manzana, verdura y naranja (pero no a los de zanahoria sola).

Además, se pueden poner en marcha otras estrategias que contribuyen a incrementar los niveles de potasio en la dieta:

✓ El potasio está presente en mayor o menor medida en todos los alimentos, y en especial en las frutas, las hortalizas y los cereales integrales, piezas clave de la dieta Gerson.
✓ Los alimentos de origen animal, como el pescado (sobre todo el salmón y los mariscos) y la carne, también contienen potasio, pero el de los alimentos de origen vegetal (que son los permitidos en esta terapia) es más fácil de absorber.
✓ Las verduras de hoja verde (lechugas de todo tipo, espinacas, acelgas...) son alimentos que se pueden consumir casi sin límite alguno y que aportan elevadas cantidades de potasio.
✓ El plátano es uno de los alimentos que aporta más potasio: 100 g contienen alrededor de 422 mg, lo que supone más o menos un 11 % de la cantidad diaria de potasio recomendada (unos 4.700 mg). Además, según los expertos en la terapia Gerson, el plátano tiene una excelente relación sodio/potasio (el balance entre ambos mine-

rales es clave para preservar la salud del organismo). Sin embargo, no hay que olvidar que el plátano es muy rico en azúcares, por lo que debe consumirse con moderación.

- ✓ Las patatas son otra fuente excelente de este mineral (751 mg por 100 g).
- ✓ Frutas como los cítricos, el melón cantalupo, el kiwi y las ciruelas son las que aportan una mayor cantidad de este mineral. También los albaricoques, aunque hay que tener en cuenta que el aporte de los albaricoques secos (orejones o damascos) es mayor que en el de los frescos.
- ✓ Los vegetales «de color», como la calabaza o el tomate, también constituyen una buena fuente de potasio.
- ✓ Las legumbres en general y los frijoles en particular son una excelente opción cuando se trata de incrementar el aporte de potasio en la dieta.

Limitación temporal de las proteínas de origen animal

«Aporte potasio a la célula enferma y sanará. Restrinja luego las proteínas de origen animal y estará todavía más sano». De esta forma resume la terapia Gerson el efecto que la supresión en la dieta de determinadas fuentes de proteínas puede producir en el organismo y que se traduce, fundamentalmente, en una mejora de la respuesta inmune de los pacientes. Para ello, Gerson propone seguir una dieta sobre todo vegetariana en la que no están presentes los alimentos ricos en proteína animal: la carne roja, el cerdo, el pescado, el pollo, los huevos y los productos lácteos.

Un estudio llevado a cabo por el doctor Robert Good, exdirector del Sloan-Kettering Institute for Cancer Research, demostró que el método del doctor Gerson, que consiste en la restricción de las proteínas, tiende a estimular la actividad de los linfocitos-T y la inmunidad célulomediada, lo que se traduce en una mejora de la respuesta inmune.

Muchos años después de estos planteamientos, nuevas investigaciones han vuelto a poner de actualidad los beneficios de reducir y controlar la presencia de proteínas animales en la dieta. Así, hay varios estudios que vinculan una dieta abundante en carnes rojas a un riesgo más elevado de padecer cardiopatías y algunos tipos de cáncer. Las últimas investigaciones arrojan una razón más para restringir el consumo de las proteínas de origen animal: según expertos del INSERM (el equivalente francés de los Institutos Nacionales de Salud de EE.UU.), una dieta rica en productos animales y otros alimentos ácidos puede provocar una menor sensibilidad a la insulina, lo que puede conducir al desarrollo de una diabetes tipo 2. Para los autores de este estudio, la razón de esta relación causa-efecto se encontraría en el hecho de que una dieta rica en proteínas animales podría favorecer la ingesta ácida neta (vinculada directamente al riesgo de padecer diabetes), mientras que la mayoría de las frutas y verduras forman precursores alcalinos, que neutralizan la acidez.

Teniendo en cuenta que las proteínas son esenciales para el correcto funcionamiento del organismo, ya que le proporcionan los materiales necesarios para el crecimiento, el mantenimiento y la reparación de tejidos y músculos, y que intervienen en la producción de hormonas, ¿cómo se suplen estas funciones en la dieta propuesta por Gerson? Recurriendo al otro tipo de proteínas existentes: las vegetales, presentes en alimentos como el brécol, las patatas o la harina de avena, que forman parte esencial de los menús que incluyen este programa.

Reducción de la ingesta de calorías

Tal y como explica Charlotte Gerson en su libro, el plan de alimentación del doctor Gerson está diseñado teniendo en cuenta el efecto antitumoral de la restricción calórica demostrado por primera vez en Alemania en 1909 y en Estados Unidos en 1914.

Esto, que ya constató el doctor Gerson en el siglo pasado, ha sido corroborado por sucesivas investigaciones que han relacionado una dieta baja en calorías no sólo con un menor riesgo de desarrollar enfermedades como las cardiacas o el cáncer, sino también con una mayor esperanza de vida. Así lo demostró, por ejemplo, un estudio llevado a cabo por expertos de la Universidad de Cornell, en EE.UU., quienes constataron que la restricción calórica en la dieta podía aumentar hasta en un 33 % la expectativa de vida. Otros estudios realizados en la misma línea apuntan a que una dieta baja en calorías ralentiza el proceso natural de envejecimiento.

Más recientemente, una investigación cuyos resultados fueron publicados en la revista The Journal of Neuroscience vinculó la restricción calórica con un retraso de la pérdida de células nerviosas y la preservación durante más tiempo de las funciones cognitivas que tienden a deteriorarse con la edad.

Volviendo a la terapia Gerson, llama la atención que se consiga una reducción de calorías consumiendo la cantidad ingente de alimentos pautados en esta terapia (aproximadamente 7,7-9 kg de hortalizas y frutas por día). Charlotte Gerson explica que, «pese a tener un volumen enorme, existe una reducción calórica debido a lo natural y a la pureza de la calidad de los alimentos».

Eliminación de las grasas

Las únicas grasas permitidas proceden del consumo continuo de copos de avena (aportan un 1,5 % de calorías en forma de grasas), el aceite de linaza y los ácidos grasos de algunas frutas y hortalizas. Están prohibidas las grasas animales (nata, mantequilla...) y los aceites de todo tipo. El doctor Gerson ya sabía lo que han confirmado investigaciones posteriores: el papel que juega el exceso de grasa en el desarrollo de un buen número de enfermedades en general y en las cardiopatías y ciertos tipos de cáncer en particular.

Control de la sal y el agua

En cuanto a la prohibición de consumir agua establecida en la terapia Gerson, el hecho de seguir una dieta sin sal y en la que está restringido el consumo de grasas y proteínas de origen animal hace que, lógicamente, se tenga menos sed. Además, el doctor Gerson desarrolló otras razones por las que prohibía beber agua a los pacientes sometidos a su terapia. Por un lado, tomar cada día 13 vasos de 250 ml de zumos supone la adición de mucho líquido al organismo. A ello hay que unir el consumo, dos veces al día, de la sopa especial. Estos dos componentes fundamentales de la terapia Gerson suponen la ingesta de alrededor de cuatro litros de líquidos diarios, una cantidad más que suficiente para satisfacer las necesidades de hidratación de una persona. Otra razón más: según el doctor Gerson, el agua tiende a diluir el ácido del estómago y los jugos digestivos del tracto gastrointestinal, por lo que, teniendo en cuenta que los pacientes de enfermedades crónicas suelen tener un nivel bajo de ácido gástrico, el consumo de agua no está aconsejado.

Complementos y suplementos

Además de la nutrición, la detoxificación básica y la suplementación de potasio, la terapia Gerson contempla la inclusión de varios suplementos alimentarios adaptados a las necesidades de cada paciente con el objetivo de subsanar las deficiencias de vitaminas, minerales, hormonas, enzimas y otras sustancias fisiológicas. Y como complemento a estas sustancias, se recomienda también la utilización de enemas de café.

Los enemas de café

La aplicación de enemas de café constituye uno de los componentes principales de la terapia Gerson. Varios estudios han relacionado el papel que juega el consumo diario de café en la prevención de la formación de cálculos renales y biliares. ¿La razón? El café posee un efecto diurético, favoreciendo así la eliminación de sustancias de desecho del organismo. Directamente relacionada con esta última propiedad, está la utilización del café en la terapia Gerson. De hecho, lo que propone el doctor Gerson es la aplicación de enemas de café con el objetivo de ayudar al hígado a limpiar los tejidos y la sangre. Gerson se basaba en la acción de los alcaloides, una sustancia contenida en el café, que estimulan la producción de una enzima utilizada por el hígado –el principal órgano para la regeneración del metabolismo– para ayudar a las vías de desintoxicación del organismo a expulsar los desechos mediante la bilis, a través del intestino delgado.

Los artífices de la terapia Gerson constataron que el café, aplicado en forma de enema, estimula el flujo de la bilis, desintoxicando, por tanto, al hígado, un efecto que no tiene cuando se administra por vía oral. Cada enema ayuda a purgar el hígado y el colon de las toxinas acumuladas, las células muertas y los productos de desecho.

Gerson explica con detalle qué ocurre en el interior del organismo cuando el café se introduce por vía rectal: mientras el enema de café es retenido en el intestino, toda la sangre del organismo pasa a través del hígado cada tres minutos. Los vasos sanguíneos hemorroidales se dilatan debido a la exposición de la cafeína; a su vez, la vena porta hepática (cuya función es trasportar los nutrientes absorbidos por el intestino delgado hacia el hígado, para el almacenamiento y procesamiento de los productos finales de la digestión) también se dilata. Al mismo tiempo, los conductos biliares se llenan de sangre, el flujo de la bilis aumenta y la musculatura lisa de estos órganos se relaja. La combinación de agua y café retenida en el intestino estimula el sistema nervioso visceral, favoreciendo el peristaltismo (movimiento) intestinal; diluye la bilis y potencia la eliminación de bilis tóxica.

Pero, además, dos de los componentes del café, la teofilina y la teobromina, dilatan los vasos sanguíneos y contrarrestan la inflamación del intestino, y otra sustancia, los palmitatos, potencian la glutatión S-transferasa, que es responsable de la eliminación de muchos radicales libres tóxicos del flujo sanguíneo.

En el caso de los enfermos de cáncer y patologías degenerativas, los expertos que han analizado los efectos de este procedimiento han confirmado que provoca la dilatación de los conductos biliares, lo que facilita la excreción de los productos tóxicos de la descomposición del cáncer por parte del hígado y la diálisis de los productos tóxicos de la sangre a través de la pared del colon.

Además de potenciar la desintoxicación y acelerar la curación, los enemas de café han demostrado que son una medida eficaz para el alivio del dolor de los pacientes. De hecho, hay evidencias de que es capaz de reducir el dolor intenso en el 90 % de los casos.

El café empleado en los enemas tiene que ser orgánico, tostado medio y molido.

Existe una proporción entre los zumos que un paciente toma y los enemas que debe aplicarse: 1 enema por cada 3 zumos. Hay que recordar que con los zumos se «envían» toxinas al hígado y los enemas las «sacan» de este órgano y favorecen su expulsión fuera del organismo.

Los enemas de café se prepararan de la siguiente manera: añade 3 cucharadas colmadas de café molido a 946 ml de agua hirviendo. Deja que la mezcla hierva, sin tapar, 3 minutos y después, cuece a fuego lento, justo por debajo del punto de ebullición, y tapada otros 5 minutos. Transcurrido este tiempo, filtra la mezcla con un colador fino (para retener el café molido). Agrega agua caliente suficiente para llenar un recipiente de vidrio hasta que marque 946 ml, y deja que alcance la temperatura corporal. Con la ayuda de un irrigador corporal (de venta en farmacias) o una bolsa o cubo (situados a no más de 50 cm por encima del cuerpo) y tumbado sobre el lado derecho (en esta postura, el enema llega con más facilidad y a una mayor profundidad al intestino), con las piernas recogidas, introduce el enema. Hay que tomarse un tiempo, para permitir que la fuerza de la gravedad haga que el líquido vaya penetrando en el recto y el intestino. Lo ideal es que el enema, una vez introducido por completo en el colon, se retenga entre doce y quince minutos. Hay que saber que esto es algo que no siempre se consigue a la primera, sino que hace falta práctica. La clave está en aceptar tanto líquido como sea cómodo retener, expulsarlo y luego aceptar el resto.

Se recomienda que los pacientes enfermos que siguen la terapia Gerson incorporen los enemas de café de forma estándar en su tratamiento y los apliquen una o dos veces al día (se pueden incrementar hasta los cinco enemas diarios). Lo ideal es aplicar estos enemas durante un período variable de hasta dos años, reduciéndolos de manera progresiva.

También se puede recurrir a ellos de manera puntual (al inicio de una dieta, durante una cura de ayuno, para el alivio de dolores de todo tipo...). Los enemas de café tienen variantes. Por ejemplo, la solución se puede elaborar con 473 ml de café normal y añadir 473 ml de manzanilla.

Hormona tiroidea

El doctor Gerson defendió los beneficios de la hormona tiroidea como aceleradora del metabolismo. Su acción a nivel celular es la siguiente: indica a las mitocondrias (parte de la célula que contiene material genético y muchas enzimas importantes para el metabolismo celular) que se multipliquen e incrementen la producción de ATP (la molécula que intercambia la energía metabólica en todos los organismos vivos) para conseguir así una mayor cantidad de energía celular.

El protocolo estándar de la terapia Gerson establece la toma diaria de 65 mg de hormona tiroidea, una o dos veces al día. En las personas con enfermedades graves como el cáncer, se aconseja un consumo mayor.

Yodo (solución de Lugol)

Junto al hígado, otro de los órganos a los que el doctor Gerson prestó especial atención fue la glándula tiroides, la cual regula el metabolismo de todas las células del cuerpo. Partiendo de la evidencia de que la deficiencia de yodo es una fuente de patologías de esta glándula y de la repercusión que cualquier alteración tiroidea tiene en todas las funciones corporales, Gerson concluyó en la necesidad de incorporar suplementos de yodo a su terapia curativa, tanto para asegurar el correcto funcionamiento de la tiroides como para producir una aceleración metabólica. Para ello, recomendó el suministro de la solución de Lugol, compuesta de yoduro de potasio y de yodo al 5 %, en agua. Este suplemento produce una aceleración metabólica y permite que los pacientes obtengan yodo sin ingerir sodio. Ambas sustancias actúan juntas, y esta acción sinérgica hace que incrementen el nivel de energía celular, restauren las funciones de las células y reduzcan el edema (hinchazón) intracelular.

La cantidad estándar recomendada de esta solución de Lugol es de entre 3 y 6 gotas al día.

Vitamina B_3 (Niacina)

La niacina y la niacinamida son formas de una vitamina, la B_3, que se encuentra en alimentos como la levadura, la carne de vacuno, la leche, los huevos, las verduras de hoja verde, frutos secos (almendras, avellanas, semillas de girasol) y los cereales.

La función que este nutriente desempeña en el organismo es importante, ya que está implicado en el metabolismo de las grasas, las funciones del tracto gastrointestinal (hay evidencias de su papel en la prevención del cáncer gastrointestinal y de los problemas de la vesícula biliar), el funcionamiento del sistema nervioso y la potenciación de una piel en perfecto estado. Además, ayuda a sintetizar las hormonas, trata y previene los problemas circulatorios y mantiene la estabilidad mental. Las investigaciones más recientes han confirmado el importante papel que juega la vitamina B_3 en la reducción del colesterol malo (HDL) y los triglicéridos en la sangre, factores que son determinantes para el desarrollo de cardiopatías.

Se sabe que hay algunas circunstancias que favorecen la pérdida de vitamina B_3 del organismo: ciertas técnicas utilizadas en el procesamiento de alimentos; el abuso de sulfamidas (un tipo de antibióticos), la ingesta excesiva de alcohol; el consumo habitual de medicamentos para conciliar el sueño...

El doctor Gerson incluyó en su terapia la ingesta de seis tabletas diarias de niacina (50 mg diarios) durante 6 meses. En los casos de cáncer avanzado o de otras enfermedades degenerativas, el especialista aumentó está cantidad a los 120 mg diarios. Hay que tener en cuenta que dosis tan elevadas de este nutriente pueden producir síntomas fácilmente reconocibles, como enrojecimiento y picor en la piel. Para evitar estos efectos secundarios, se recomienda consumir los suplementos después de las comidas o dejar que se disuelvan debajo de la lengua.

Los suplementos de niacina están contraindicados en las personas con problemas hepáticos y en aquellas con un historial médico de hemorragias, úlceras o gastritis.

Vitaminas B_{12} (extracto de hígado)

Esta vitamina es necesaria para una correcta digestión, la absorción de los alimentos, la síntesis de proteínas y el metabolismo de las grasas y los carbohidratos. Es sobre todo efectiva en el tratamiento de la anemia, y es fundamental para mantener el buen estado de las vainas de grasa que recubren y protegen las terminaciones nerviosas.

Max Gerson descubrió los beneficios de aplicar esta vitamina por vía intravenosa de forma simultánea con extracto de hígado: comprobó que la sinergia entre ambas sustancias da lugar a la formación de nuevos corpúsculos de glóbulos rojos y ayuda al organismo a hacer un uso correcto de los aminoácidos. La dosis es de 3 cm^3 de extracto de hígado junto con 0,05 cm^3 de vitamina B_{12} en la misma jeringa.

Coenzima Q10

Biológicamente, la coenzima Q10 es una sustancia de grasa soluble que se produce de forma natural en los tejidos del cuerpo y que es utilizada por las células para extraer la energía de los alimentos. Su nombre científico, ubiquinona, deriva de la palabra «ubicuo», en alusión a su presencia en todas y cada una de las células del organismo. Se encuentra, sobre todo, en las mitocondrias, las «centrales energéticas» o el «departamento» encargado de convertir en energía de los carbohidratos y ácidos grasos en combustible celular. La gran importancia de la coenzima Q10 reside en su papel cardioprotector, avalado por numerosos estudios científicos. De hecho, al descubridor de sus funciones, el profesor Peter Mitchell, el hallazgo le valió el premio Nobel de Medicina en 1978. El experto constató que las mayores concentraciones de esta coenzima se encuentran en el corazón, de ahí que su aplicación en terapia médica se centre sobre todo en el tratamiento de las enfermedades cardiovasculares.

La coenzima Q10 desempeña también otras importantes funciones en el organismo, al ser una sustancia capaz de prevenir la aparición y tratar determinadas patologías y situaciones, tal y como han demostrado numerosos estudios. Así, por ejemplo, una investigación realizada en el Hospital Universitario de Zurich demostró que tomar cada día un suplemento de esta sustancia reduce tanto la frecuencia como la intensidad de los dolores de cabeza, como los ataques de migraña o las jaquecas.

También hay evidencias científicas de que la coenzima Q10 actúa de un modo positivo sobre el sistema inmune, estimulándolo y haciendo que se defienda mejor frente a las infecciones, evitando la proliferación de bacterias.

Las peculiaridades de la coenzima Q10 también podrían ser útiles en aquellos casos en los que existe un exceso de grasa en el organismo. ¿La razón? Las células del músculo tienen que quemar la grasa (procedente sobre todo de la alimentación) para convertirla en energía, y en esta conversión, la Q10 juega un papel fundamental, al actuar como la «chispa» que enciende la máquina «quemagrasas» en el músculo.

A esto hay que unir el hecho de que aumenta la eficiencia metabólica, de ahí que resulte una sustancia eficaz en la reducción de peso.

En el protocolo Gerson, los suplementos de coenzima Q10 se administran en dosis iniciales de 90 mg diarios, aunque la dosis se puede incrementar en los días sucesivos.

Enzimas pancreáticas

La terapia Gerson incluye la administración de una serie de enzimas digestivas cuyo objetivo es mejorar la absorción de nutrientes y ayudar a la eliminación de tejido dañado. En concreto, el doctor Gerson recomienda cápsulas de acidol pepsina, tomadas antes de cada comida en dosis de dos cápsulas, tres veces al día, para ayudar a la digestión de la gran cantidad de zumos y alimentos que contempla este programa. Este suplemento está contraindicado en los casos de úlceras gástricas, las gastritis, problemas esofágicos y hemorragias intestinales.

Otros factores que hay que tener en cuenta

Además de la alimentación y los suplementos, la terapia Gerson hace hincapié en una serie de elementos y circunstancias a los que estamos habitualmente expuestos y que también juegan su papel tanto en los déficits como en la toxicidad del organismo. Por ello, recomienda la eliminación de todas las sustancias tóxicas (naturales y sintéticas) derivadas de cualquier fuente: aditivos, perfumes, cosméticos, aromatizantes, colorantes, herbicidas, flúor, cloro, venenos metálicos, residuos de pesticidas, sustancias para la limpieza y cualquier otro posible contaminante ambiental. En este sentido, hay una serie de recomendaciones que hay que tener en cuenta:

- ✓ **Cosméticos y artículos de higiene.** Es importante fijarse en los ingredientes que contienen los productos que se utilizan habitualmente. Así, por ejemplo, están prohibidas los dentífricos y los enjuagues bucales que contengan fluoruros.
- ✓ **Técnicas y productos capilares.** Las personas que siguen esta terapia deben evitar teñirse y someterse a procedimientos capilares como las permanentes.
- ✓ **El agua.** Sólo debe utilizarse agua purificada, libre de flúor y cloro. La forma de obtener agua en estas condiciones es adquirir un destilador o comprarla a algún proveedor de agua destilada. De todas formas, la cantidad de agua necesaria es mínima y sólo se utiliza para la cocción de alimentos y en los enemas.
- ✓ **La nicotina.** El tabaco está totalmente prohibido.

CAPÍTULO 5

Lo que hay que saber antes de iniciar la terapia

Tal y como advierte Charlotte Gerson en el prólogo de su libro, este programa es riguroso y difícil de cumplir, sobre todo porque el tipo de alimentación que contempla requiere mucho control y no es muy compatible con la vida social de los pacientes. De ahí la importancia de tener los conceptos muy claros antes de iniciar este programa de curación:

✓ Requiere convencimiento, determinación y fuerza de voluntad, ya que se trata de una terapia muy intensiva, en la que lo ideal es que el paciente se implique a tiempo completo, reduciendo el ritmo de actividad diaria o dejando incluso de trabajar si fuera necesario. Es muy difícil, afirman los expertos que trabajan en el Instituto Gerson, compatibilizar el seguimiento de este programa con una semana laboral de 40 horas, por ejemplo.

✓ Tampoco es recomendable mezclar sus directrices dietéticas con las de otros métodos, aunque también partan de una concepción holística del bienestar (macrobiótica, ayunos depurativos, terapias detox...). «Aunque la dieta Gerson es similar a muchos otros programas de curación mediante la nutrición y les ha servido como base, sus directrices activan procesos bioquímicos concretos que potencian la curación de una forma única», explica Charlotte Gerson.

- ✓ Documentarse bien es fundamental. Toda la teoría en la que se sustenta la terapia Gerson se encuentra en el libro escrito por el médico alemán: A cáncer therapy: Results of fifty cases. Charlotte Gerson, por su parte, ha escrito varias obras en las que explica las bases de esta terapia y su aplicación en distintas enfermedades.

  Asimismo, el Instituto Gerson edita un boletín informativo bimensual, Gerson Healing Newsletter, al que cualquiera puede suscribirse.

- ✓ Lo más recomendable es acudir a una clínica que esté certificada en la práctica de la terapia Gerson y cuyos especialistas tengan licencia para aplicarla. En la actualidad hay sólo dos clínicas en todo el mundo: una en México y otra en Hungría, que han obtenido la licencia por parte del Instituto Gerson. En la clínica, los especialistas estudian el estado de cada paciente en concreto y establecen un protocolo personalizado.

  Como esto no es posible para la mayoría de las personas, existe la opción de realizar la terapia en casa. Para ello, hay que ponerse en contacto con el Instituto Gerson y solicitar el Home Package, que cuenta con tres libros y tres DVD que contienen toda la información necesaria para el comienzo del tratamiento. El instituto también ofrece un servicio de asesoramiento o coaching basado en consultas telefónicas (en inglés y en español).

  Con independencia de la modalidad elegida, hay que tener en cuenta que este programa debe seguirse un mínimo de dos años.

- ✓ Muy importante: no se debe comenzar la terapia Gerson sin la supervisión de un profesional médico capacitado que determine la conveniencia o no de seguirla o de adoptar modificaciones en el protocolo si se padece alguna de las siguientes enfermedades o circunstancias: insuficiencia renal severa, trombosis, derrame pleural o pericárdico, enfermedades cardiacas, insuficiencia hepática severa, diabetes, leucemia aguda, metástasis en el cerebro; estar o haber estado sometido a quimioterapia; llevar marcapasos, implantes de mama, discos de metal o tornillos en el organismo.

La terapia Gerson tampoco se puede administrar a pacientes que se hayan sometido a un trasplante de órganos o trasplante de células madre, ni a aquellos que se encuentren sometidos a diálisis.

✓ Ahondando un poco más en estos casos, en los tumores cerebrales, ya sean primarios o metastáticos, la terapia se debe hacer de una forma muy reducida (por ejemplo, se consumen menos zumos, se administran menos enemas y algunos suplementos se suprimen). Los expertos en esta terapia explican que, al producir determinados alimentos y suplementos reacciones de curación como la inflamación, si esta afecta a nivel craneal, puede producir convulsiones en estos pacientes, lo que supondría un empeoramiento de su situación.

✓ En cuanto a los pacientes que se hayan sometido a un tratamiento de quimioterapia o que lo estén recibiendo en el momento en el que deciden seguir el programa Gerson, la razón que esgrimen los expertos es que este tratamiento oncológico no distingue las células cancerosas de las sanas, actuando sobre ambas, lo que se traduce –además de en otros efectos colaterales– en una mayor toxicidad del hígado. Por eso, en estos casos, hay que reducir algunas de las pautas, como, por ejemplo, los enemas de café, que intensificarían el ritmo de eliminación de toxinas de forma perjudicial para el paciente.

Para los pacientes diabéticos existe un protocolo específico, basado fundamentalmente en la limitación de los azúcares permitidos en la terapia, como, por ejemplo, la manzana que se añade a los zumos.

✓ En las enfermedades cardiacas severas hay que hacer ajustes en el tratamiento porque la cafeína puede aumentar en exceso el ritmo cardiaco. También hay que controlar los enemas en los casos de enfermedad hepática severa, ya que los enemas de café, para ser efectivos, deben actuar sobre un tejido hepático saludable, algo que no ocurre en aquellas condiciones en las que este órgano está muy comprometido. Algo similar ocurre con el consumo de zumos que contempla el protocolo cuando se trata de pacientes con insuficiencia renal severa: si el funcionamiento de los riñones es deficiente, la terapia no es efectiva, y por la misma razón está contraindicada en aquellas personas que están sometidas a diálisis.

- ✓ Cuando el paciente tiene cuerpos extraños en su organismo (prótesis, implantes, tornillos...) se puede dar el caso de que el aumento de la inmunidad que produce la terapia haga que el organismo reconozca como extraños esos elementos y los rechace. Esto se evita modificando el protocolo y siguiendo una versión de la terapia menos intensiva.
- ✓ El tipo de medicación antirrechazo que deben tomar todas las personas que han sido sometidas a un trasplante es incompatible con la terapia Gerson, ya que el efecto que buscan estos fármacos es justo el contrario del que ésta produce: suprimir el sistema inmune.
- ✓ Las principales funciones vitales deben estar garantizadas, es decir, el paciente de la terapia Gerson debe poder beber, comer y excretar con normalidad, de ahí que algunas patologías, como el cáncer de estómago, sean muy difíciles de tratar con esta terapia.

Preguntas y respuestas más frecuentes

¿Por qué no están permitidos los alimentos envasados, empaquetados, etcétera?

Por lo general, en el envasado, el embotellado, la conservación y otras formas de procesado de los alimentos, se pierde potasio y se añade sodio a los alimentos. Y lo mismo ocurre durante el proceso de cocción, que puede aumentar los niveles de sodio en el organismo. Tal y como explicó el doctor Gerson, el organismo normalmente es capaz de excretar el exceso de este mineral a través de los riñones y las heces, pero cuando los niveles son excesivos, puede llegar un punto en el que la capacidad del cuerpo para eliminar este exceso se reduzca o pierda, lo que favorece la aparición de enfermedades.

Si los lácteos están prohibidos, ¿de dónde se obtiene el calcio en la dieta, tan importante para la prevención de enfermedades como la osteoporosis?

El calcio se puede obtener de los zumos de zanahorias y verduras. De hecho, Gerson señala que con las frutas y hortalizas frescas se puede revertir la osteoporosis.

¿Por qué sólo se pueden consumir alimentos de origen vegetal?

El doctor Gerson lo tenía muy claro: «Es más seguro consumir alimentos en su forma más natural, combinados y mezclados por obra de la naturaleza y, si es posible, cultivados de forma ecológica, obedeciendo así las leyes de la naturaleza».

¿Qué pautas básicas se deben seguir al elaborar los menús de la terapia Gerson?

A modo de ejemplo, el desayuno debe de constar de avena, frutas y un zumo de naranja; una comida y una cena típicas se basan en alimentos crudos (ensalada), zumos, una sopa especial (la sopa Hipócrates), vegetales cocidos y patatas, preferiblemente al horno. En función de estas coordenadas se pueden realizar distintas variaciones y combinaciones de alimentos con el objetivo de que la dieta sea lo menos monótona posible.

¿Se puede comer entre horas?, ¿qué alimentos se aconsejan en este caso?

Sí, se pueden tomar snacks o tentempiés: frutas, vegetales cortados (tipo aperitivo) y, por supuesto, zumos.

¿Por qué es tan importante cocer los alimentos a fuego lento y durante tanto tiempo?

Hay que tener en cuenta que la terapia Gerson está enfocada principalmente a personas enfermas, cuyo sistema inmune está debilitado y que, por lo general, presentan un elevado nivel de toxinas en su hígado. Esta cocción prolongada (1-2 horas en muchos casos) facilita en gran medida la digestión de estos alimentos.

¿Es obligatorio beber los trece vasos de zumo diarios?

Sólo aquellos pacientes que están siguiendo el tratamiento más completo e intensivo deberían seguir a rajatabla esta premisa: trece zumos al día con un intervalo aproximado de una hora entre uno y otro. Para el resto de los pacientes, cuanto mayor cantidad de zumo se ingiera, mejor, algo que no suele resultar excesivamente difícil, teniendo en cuenta que la cantidad de cada zumo es la equivalente a un vaso (250 ml).

¿Hay alguna diferencia entre ingerir los alimentos a través de los zumos que comerlos en ensalada, por ejemplo?

Es un tema de cantidad: consumir los 7-9 kg de alimentos que contienen los zumos de forma «entera» haría necesaria muchísima energía por parte del organismo para digerirlos, energía que el doctor Gerson consideró que debía «reservar» y emplear en sanarse.

¿Es compatible la terapia Gerson con los tratamientos convencionales?

Algunos de los tratamientos empleados en la medicina convencional se pueden compatibilizar con la terapia Gerson: medicamentos como los antibióticos, técnicas como la hidroterapia y la oxigenoterapia y tratamientos como la radioterapia. Sin embargo, tal y como se advierte en el protocolo Gerson, a algunas personas que están siguiendo esta terapia, terapias físicas tan inocuas como un masaje profundo y actividades como la práctica de ejercicio vigoroso o nadar en agua salada pueden resultarles dañinas.

Si por alguna razón, y de forma puntual, no se sigue la terapia al pie de la letra, ¿ocurre algo?

No, una desviación ocasional o ligera de la terapia no tiene por qué afectar de manera significativa al resultado. «No fracasará a la hora de curarse simplemente por saltarse un vaso de zumo un par de veces por mes. No fallará si tiene que consumir un producto comercial en lugar de uno ecológico de vez en cuando. Si no puede encontrar productos ecológicos, puede obtener zumo de productos comerciales después de haberlos lavado muy bien para eliminar los pesticidas, los herbicidas y otras sustancias tóxicas usadas por la industria agrícola y existentes en su superficie», explica Charlotte Gerson en su libro.

En mi país no encuentro el extractor recomendado por el doctor Gerson (el Norwalk, que combina trituradora y prensa). ¿Puedo obtener los zumos con un aparato convencional?

En el caso de los pacientes con cáncer resulta de suma importancia extraer el jugo de las frutas y verduras en dos etapas: con un molinillo y una prensa hidráulica, que es el que recomienda en doctor Gerson. El resto puede obtener los zumos con un aparato convencional (*véase* las recomendaciones para preparar los zumos en la segunda parte del libro). En la página web del Instituto Gerson (www.gerson.org) se ofrece una selección de los exprimidores de zumos más habituales que se pueden utilizar en esta terapia.

¿Qué hay que hacer si existen dificultades para que el médico recete la hormona tiroidea u otros suplementos de la terapia Gerson?

Pregunte en el Instituto Gerson (info@gerson.org). Muchas personas las adquieren en línea (siempre en páginas debidamente cualificadas).

CAPÍTULO 6

Pautas para potenciar los efectos beneficiosos en el organismo

La clave para seguir con éxito la terapia Gerson, conocer sus principios y saber de qué forma se puede aplicar en cada caso pasa por leer el libro del doctor Gerson, *A cancer therapy: Results of fifty cases,* o alguna de las obras de Charlotte Gerson, especialmente *La terapia Gerson: el programa nutricional definitivo para salvar vidas.* Han sido traducidos a varios idiomas y están distribuidos en muchos países del mundo, pero se puede acceder a toda la bibliografía sobre este método en la página web del Instituto Gerson (www.gerson.org). Una vez conocida la base teórica, es importante adoptar una serie de medidas para sacar el máximo partido a esta terapia:

Entender bien todas las premisas de este programa

Comprender bien y aceptar el enfoque Gerson para conseguir el bienestar no sólo es fundamental para que esta terapia funcione de forma efectiva, sino también para eliminar todos los miedos y aprensiones respecto a la enfermedad o a los efectos de este programa sobre el organismo. Preguntar a los responsables, consultar todas las dudas, hablar con otras personas que hayan seguido esta terapia... son buenas ideas para iniciar el programa con una actitud segura y confiada.

Favorecer los períodos de descanso

El organismo usa mucha energía en el proceso de desintoxicación y curación que pone en marcha la terapia Gerson, de ahí que las personas que la siguen necesiten mucho descanso. Los expertos resaltan la importancia de aprender a escuchar al cuerpo durante este período y controlar el cansancio, ya que éste puede reducir el éxito de la curación. «Descanso y más descanso son esenciales», se recomienda en el prospecto que se facilita a las personas interesadas en seguir esta terapia. La razón es que la energía que el organismo obtiene a través de la alimentación prescrita en este programa y la desintoxicación debe «reservarse» para potenciar la sanación. Se deben, por tanto, evitar todas las actividades intensas o que requieran un elevado consumo energético.

Potenciar el control mental

Para la terapia Gerson, mente y cuerpo son un todo, de ahí que los aspectos psicológicos desempeñen un papel clave en el proceso de curación. Los expertos en este programa insisten en la importancia de mantener a raya los pensamientos negativos (miedo, ansiedad, incertidumbre...) para evitar sabotear la curación física. El efecto que tiene la falta de control de este tipo de pensamientos y emociones lo explica en su libro Charlotte Gerson de la siguiente manera: «Las emociones negativas ejercen un efecto devastador sobre las funciones del organismo y, en especial, sobre el sistema nervioso. Las experiencias estresantes provenientes de las emociones negativas provocan una estimulación insalubre de la parte autónoma o involuntaria de los nervios, incluidas las ramas simpática y parasimpática. La presión sanguínea, el ritmo cardiaco y el respiratorio y el consumo de oxígeno aumentan. La glucosa se agita de manera innecesaria. La filtración renal, las secreciones gastrointestinales y la actividad descienden, lo que afecta a la digestión y a la eliminación de los productos de desecho y las toxinas del organismo. Se observan insomnio, fatiga, pérdida de apetito, apatía, elusión de las responsabilidades y aburrimiento en el paciente».

Teniendo en cuenta todos estos efectos, una buena actitud mental resulta clave para potenciar los efectos de la terapia Gerson.

Emplear técnicas de relajación

Entre las herramientas que Charlotte Gerson recomienda en su libro para conseguir la mejoría psicológica de los pacientes destaca la práctica de la relajación. Los beneficios de esta técnica sobre el organismo están avalados por numerosos estudios recientes, que han demostrado que someterse a períodos regulares de relajación ayuda a mantener bajo control el estrés y la ansiedad, ralentiza la frecuencia cardiaca, aumenta el flujo de la sangre a los músculos del cuerpo y reduce la presión arterial. Para conseguir un estado de relax, la terapia Gerson recomienda utilizar una técnica de relajación progresiva durante quince minutos y tres veces al día (al despertarse, después de comer y antes de dormir), que consiste en dejar reposar la cabeza, luego el cuello, después los hombros y, paso a paso, el resto del cuerpo de arriba abajo, hasta llegar a los dedos de los pies.

Hacer meditaciones sencillas

Desde el año 1992, expertos de la Universidad estadounidense de Wisconsin-Madison están llevando a cabo un estudio en colaboración con el Dalai Lama y otros monjes budistas expertos en el arte de la meditación. Esta investigación les ha permitido comprobar, mediante modernas técnicas de imagen, que éstos presentan una gran actividad en una zona determinada del cerebro, la prefrontal izquierda (que se encuentra detrás de la parte izquierda de la frente), relacionada con las emociones positivas, el autocontrol y el temperamento; mientras que, sin embargo, esta misma zona carece de actividad en aquellos individuos que no practican esta disciplina. También se constató que, durante la meditación, los monjes conseguían sincronizar un número de neuronas muy elevado. Asimismo, esta investigación también demostró que la práctica frecuente de la meditación puede llegar incluso a producir más anticuerpos que los que se consiguen, por ejemplo, con la vacuna de la gripe, reforzando de esta forma la capacidad del organismo para hacer frente a la acción de virus y bacterias. En la misma línea, numerosos estudios han demostrado que meditar con regularidad es una buena estrategia para combatir la depresión, prevenir cardiopatías, controlar el dolor y retrasar el envejecimiento.

Básicamente, meditar consiste en mantener el control de la respiración y dejarse llevar, hasta conseguir alcanzar el nivel de concentración necesario para calmar la mente y tomar contacto directo con las emociones.

Los expertos de la terapia Gerson recomiendan esta técnica para relajar la tensión y potenciar el bienestar del organismo. Ponerla en práctica requiere un poco de constancia, pero no es difícil. La clave reside en encontrar un elemento único en el que centrar la atención y, sobre todo, en respirar de manera adecuada (de hecho, la respiración es la responsable de muchos de los efectos beneficiosos de esta técnica). Su control no sólo permite una mayor oxigenación, sino que también favorece la concentración. Lenta, profunda y rítmica: así es como debe ser la respiración que acompañe a los estados de meditación. Hay que conseguir alejar la mente de cualquier otra cosa que no sean las inspiraciones y las espiraciones. Un «truco» para lograr esta desconexión es emplear la visualización creativa: inhalar «luz» y exhalar «humo oscuro», un símil de los problemas y las preocupaciones.

Visualizarse sano y en plena forma

Otro de los métodos recomendados en la terapia Gerson para conseguir una predisposición psicológica favorable es la visualización y, para ello, se debe seguir un proceso paso a paso: primero, aplicar un método personal de relajación (el que mejor vaya a cada uno); después, pensar en ese estado saludable del cuerpo que se quiere poseer, e imaginar que se tiene ese estado saludable en el organismo: admirarlo, disfrutar de él y mostrarlo a los amigos, seres queridos, etcétera. Después, pronunciar algunas afirmaciones positivas sobre ese estado saludable y finalizar la visualización con declaraciones firmes de que se gozará de ese estado de salud óptimo de forma permanente.

Practicar las afirmaciones repetidas

La técnica de las afirmaciones es muy efectiva para conseguir centrar la mente y la atención en los objetivos que se desea alcanzar y conseguir la predisposición y el estado de ánimo necesarios para lograrlos. Los defensores de la terapia Gerson fomentan la práctica de afirmaciones que favorezcan la buena salud y que tengan que ver con las enfermedades agudas o crónicas o los trastornos de cualquier tipo que estén alterando el bienestar. Se pueden repetir a modo de mantra silencioso, pronunciarlas en voz alta, canturrearlas en forma de rimas o cantarlas. Algunos ejemplos de las afirmaciones que favorecen la curación propuestas por los expertos en el programa Gerson son las siguientes:

- ✓ «Estoy sano/a y soy una persona plena y completa en mi interior».
- ✓ «Soy feliz por estar vivo/a y bien, y estoy a la espera de lo que el futuro tenga que depararme».
- ✓ «Ahora doy gracias por mi vida con una salud y una felicidad perfectas».
- ✓ «Estoy venciendo a la enfermedad porque el tratamiento está funcionando».
- ✓ «Ahora reconozco y acepto la excelencia de mi camino hacia la curación».

Rodearse de un entorno que brinde un buen apoyo emocional

En la terapia Gerson se insiste mucho en el importante papel que juegan los familiares y el entorno afectivo de los pacientes. A una persona que carece de estabilidad emocional y en la que las ganas de luchar frente a la enfermedad pueden llegar a flaquear le va a resultar más difícil seguir de manera correcta la terapia y lograr finalmente la curación.

PARTE 2

LAS RECETAS DE LA TERAPIA GERSON

Bloque 1: Qué papel juega la dieta

Ya hemos apuntado que uno de los principales pilares en los que se basa este programa es el seguimiento de un tipo de dieta específica, caracterizada por la ingesta de alimentos de origen vegetal (frutas y verduras), completamente orgánicos, libres de pesticidas y fertilizantes y preparados de la forma más natural posible. En esta dieta se eliminan las proteínas de origen animal y cualquier alimento procesado (es decir, alimentos embotellados, empaquetados o sometidos a cualquier otro proceso de conservación), así como el sodio (la sal).

Dentro de estas premisas, hay una serie de alimentos que tienen «vía libre» para ser consumidos dentro del plan de alimentación propuesto por Gerson, otros cuyo consumo está restringido y un grupo de alimentos que están totalmente prohibidos.

CAPÍTULO 1

Alimentos que se pueden consumir en grandes cantidades

La dieta Gerson no es en absoluto restrictiva, teniendo en cuenta la variedad de frutas y verduras que pueden consumirse a diario. Se trata, además, del tipo de nutrientes que más beneficios aportan al organismo, tal y como demuestran de continuo las investigaciones que se realizan sobre muchos de ellos. Éstos son los principales grupos de alimentos que se pueden consumir sin límite en la dieta Gerson y el análisis de las ventajas que algunos de los que tienen mayor protagonismo (manzanas y zanahorias, por ejemplo) aportan a la salud y al bienestar.

Frutas

En la terapia Gerson se puede consumir prácticamente todo tipo de frutas, en especial frescas y preparadas de distintas formas. Las más recomendables (y también las más versátiles desde el punto de vista de su preparación culinaria) son las manzanas, las peras, las ciruelas, las uvas, las cerezas, el mango, el melocotón, las mandarinas, el melón, los plátanos, la papaya, los caquis, el melón cantalupo, el pomelo, la naranja, etcétera. También se pueden consumir frutas deshidratadas, como los orejones de albaricoque o melocotón, las uvas o ciruelas pasas, etcétera.

Sus beneficios: el gran número de nutrientes que aportan las frutas a la dieta es amplio y extenso: antioxidantes, vitaminas, minerales, fibra de distinto tipo, fitoquímicos, etcétera. Las ventajas de seguir una dieta en la que las frutas estén presentes a diario son también muchas: unos niveles normales de colesterol, menor riesgo cardiovascular y de tener sobrepeso y obesidad, reducción de las probabilidades de desarrollar distintos tipos de cáncer, mayor control de la tensión arterial, etcétera. El estreñimiento, los problemas digestivos o las alteraciones cutáneas son otros problemas de salud que se pueden prevenir y solucionar con el consumo habitual de frutas.

Manzanas

Las manzanas ocupan un papel protagonista entre todas las frutas permitidas en la terapia Gerson. Lo ideal sería añadirlas a todas las preparaciones: zumos de fruta y verdura, ensaladas, acompañando a los platos principales en forma de salsas...

Sus beneficios: son múltiples (de hecho, hay un famoso dicho inglés que reza que «una manzana al día mantiene alejado al médico»). Numerosas investigaciones han demostrado que esta fruta es diurética, digestiva y, además, retrasa el envejecimiento. Uno de sus componentes más saludables es la pectina, un tipo de fibra soluble muy beneficiosa por varias razones: mejora los problemas gastrointestinales, reduce los niveles de colesterol (hace que descienda esta cifra hasta en un 10 %) y, además, es un excelente ingrediente depurativo para el organismo al favorecer la eliminación de metales que resultan pesados para el cuerpo, como el plomo y el mercurio.

Es muy rica en potasio (otro componente fundamental en la terapia Gerson), contribuyendo de esta forma a que el corazón funcione a pleno rendimiento y haciendo que la tensión arterial se mantenga dentro de los parámetros adecuados.

Pero, sin duda, la propiedad más significativa de este alimento es su papel como protector frente al cáncer. Así lo ha demostrado hace poco tiempo una investigación realizada por expertos del Laboratorio de

Alimentación de la Universidad de Cornell, en Nueva York, cuyos resultados constataron la alta cantidad de antioxidantes presentes en la manzana, sobre todo en la piel: 100 g de fruta fresca tienen la misma actividad antioxidante que 1.500 mg de vitamina C. También se confirmó que puede prevenir la aparición de cáncer de colon o de hígado. Otro de sus ingredientes, la quercitina, además de favorecer la salud cardiovascular, se ha relacionado con la prevención de otros tipos de cáncer, como el de próstata.

Y no hay que olvidar que una de sus grandes beneficiarias es la salud bucodental, ya que actúa directamente sobre encías y mucosas, ayudando a eliminar la placa bacteriana y limpiando y blanqueando la dentadura.

Hortalizas

Están recomendadas todas las hortalizas, preparadas de distinta manera: crudas, ralladas, en sopa, en ensalada, cocidas en su propio jugo... Deben tratarse de hortalizas frescas, nunca congeladas. Por su contenido en minerales, son sobre todo recomendables las zanahorias, los guisantes, el brécol, las acelgas, las espinacas, los tomates, las coles de Bruselas, las judías verdes, la remolacha, las alcachofas, la col y la coliflor.

Sus beneficios: al igual que ocurre con las frutas, la cantidad y la calidad de los nutrientes que proporcionan las hortalizas y las verduras suponen una inyección de salud. De hecho, las últimas recomendaciones de los organismos más significativos en materia de alimentación han insistido en la consigna de «5 al día» para resumir la cantidad de raciones de frutas y verduras que hay que consumir para disfrutar de un estado óptimo de salud. Las hortalizas son ricas en potasio, carecen de grasas y son pobres en calorías, por lo que encajan a la perfección en las premisas de la dieta Gerson. También aportan otros minerales indispensables para el organismo, como el hierro (en especial las de hoja verde, protagonistas absolutas de los zumos recomendados en esta terapia), el zinc, el calcio, el magnesio y el cobre. A ello hay que unir su aporte en vitaminas A y C, indispensables para el correcto funcionamiento del sistema inmune, y del grupo B, esencial para el sistema nervioso. También son muy ricas en fibra y en sustancias antioxidantes.

Zanahorias

Son uno de los ingredientes fundamentales en la elaboración de zumos y también, crudas o cocinadas, en las distintas recetas que se pueden elaborar en la terapia Gerson.

Sus beneficios: además de betacarotenos, sustancia antioxidante de la que es una de las principales fuentes alimentarias, contienen fibra, azúcar y pectinas. Presenta la peculiaridad de que sus cualidades nutricionales se potencian con la cocción: las paredes celulares de las zanahorias crudas son muy firmes, por lo que si se consumen de esta forma, el organismo sólo puede convertir en vitamina A el 25 % de los betacarotenos. Al cocerlas, estas membranas celulares se rompen, con lo que la absorción de estos nutrientes es mayor.

Tradicionalmente, se ha asociado su ingesta con disfrutar de una mejor capacidad visual, y esto se debe sobre todo a esa vitamina A que se ha trasformado en el organismo. De hecho, uno de los primeros síntomas de déficit de esta vitamina es la ceguera nocturna (incapacidad de los ojos para ajustarse a la luz tenue o a la oscuridad). Además, las zanahorias ayudan a reducir el tránsito intestinal y refuerzan las mucosas del organismo.

Verduras de hoja verde

Fundamentales tanto para la preparación de los zumos (el «zumo verde» incorpora hasta siete modalidades distintas) como para la elaboración de ensaladas, este tipo de verduras deben estar presentes en los menús diarios de la dieta Gerson. Para la elaboración de los zumos de verduras se deben usar los siguientes ingredientes, tantos como sea posible: escarola, endivias, lechuga romana, lechugas de otros tipos, lechugas de hojas rojas, pimientos verdes, hojas de remolacha, berros, acelgas y col lombarda (dos o tres hojas).

Sus beneficios: la lechuga, en todas sus modalidades, es un alimento que aporta un sinfín de propiedades y beneficios. Es rica en betacarotenos, pectina, fibra y una gran variedad de vitaminas, siendo también importante su aporte en calcio, magnesio, potasio y sodio. Se trata de una de las verduras que más cantidad de agua contiene, un 94 %, lo que la convierte en una excelente aliada a la hora de asegurar al organismo el nivel de hidratación adecuado (hay que recordar que en la terapia Gerson no está recomendada la ingesta de agua), y sus hojas tienen propiedades diuréticas, ya que estimulan la excreción de líquidos, de ahí que sea un alimento recomendado para el tratamiento de enfermedades como la nefritis o las infecciones urinarias. Su consumo de manera regular ayuda a impedir la formación de cálculos renales, ya que alcaliniza la orina. También tiene un efecto cardioprotector: investigaciones recientes han comprobado que su consumo habitual, junto al de otras verduras de hoja verde, facilita la eliminación de ácido úrico, debido a su elevado contenido en potasio. Ello, unido al hecho de que ayuda a mejorar la circulación sanguínea, la convierte en un alimento que se debe tener en cuenta para prevenir el riesgo de arterioesclerosis, además de ayudar a reducir los niveles de colesterol en sangre. Un beneficio más: la planta de la lechuga tiene propiedades carminativas, ya que ayuda a eliminar los gases acumulados en el tubo digestivo, y una de las modalidades, la escarola, contiene una sustancia amarga que estimula los órganos digestivos, por lo que resulta un alimento muy tonificante.

Las espinacas, por su parte, son ricas en antioxidantes, estimulan la función pancreática y tienen propiedades laxantes, por lo que son muy recomendables en los casos de estreñimiento crónico. También, y debido a su alto contenido en potasio y al escaso sodio, potencian una acción diurética que favorece la eliminación del exceso de líquidos del organismo.

Los berros son una fuente excelente de vitaminas C, E y betacarotenos (es uno de los alimentos que contiene este nutriente en mayor cantidad) y, al igual que otras crucíferas (coles de Bruselas, coliflor), ha demostrado un importante potencial anticáncer.

Además de vitaminas A y C, betacorotenos y ácido fólico, el brécol (otra de las verduras muy presentes en los menús Gerson) contiene una sustancia, el sulforafano, la cual, desde que fuera aislada por primera vez en 1992, ha demostrado en estudios sucesivos su importante papel anticáncer, ya que estimula la producción de las enzimas de fase II, que forman parte del sistema de desintoxicación del organismo, las cuales neutralizan a determinados agentes cancerígenos y, de este modo, reducen el riesgo de desarrollar ciertos tumores.

Avena

Es el único cereal permitido en la terapia Gerson. Se puede consumir en copos o en forma de harina. La mejor forma de tomarla es mediante una ración generosa para desayunar, mezclando media taza de avena con una taza y cuarto de agua, cociéndola a fuego lento hasta que esté hecha. Combina muy bien con todo tipo de frutas (manzana, papaya), miel o jarabe de arce, melaza, ciruelas pasas, etcétera.

Sus beneficios: es uno de los cereales más ricos en proteínas y tiene un aporte muy elevado de vitaminas del grupo B, fósforo, potasio, magnesio, calcio y hierro. Posee, además, un ingrediente, la avenina, que ejerce un efecto sedante sobre el sistema nervioso. Numerosas investigaciones han puesto de manifiesto el papel que este alimento juega en la prevención de cardiopatías, ya que es rico en ácido esencial Omega 6 y avenasterol, un fitoesterol que contribuye a reducir los niveles de colesterol en sangre. Una de las propiedades más apreciadas por los artífices de la terapia Gerson es aportar al tracto intestinal una capa de amortiguación suave para los zumos de hortalizas y frutas crudas que se toman a lo largo del día.

Aceite de linaza

Se trata del único tipo de aceite permitido en la terapia Gerson. Su consumo debe ajustarse a tres premisas: fresco, crudo y de cultivo ecológico (el doctor Gerson recomendaba consumirlo de cultivo ecológico prensado en frío). Se usa como aderezo de los alimentos, en una cantidad de una o dos cucharadas diarias, como aliño de las ensaladas o acompañando a todo tipo de hortalizas, preferiblemente en la comida o en la cena. Nunca debe utilizarse para cocinar, hornear o freír. Tampoco se aconseja añadirlo a una sopa caliente o a una patata u otra hortaliza que se acabe de sacar del horno y aún no esté suficientemente fría. Es sabroso y tiene un sabor similar a los frutos secos. Una vez abierto, debe consumirse en tres semanas.

Sus beneficios: es una de las principales fuentes de ácido linoleico, un ácido graso esencial necesario para el correcto desarrollo del organismo y sus funciones. Concretamente, se trata de una sustancia que, debido a su elevado poder antioxidante, juega un papel importante en la prevención de enfermedades cardiovasculares, el cáncer, la diabetes u otras patologías. Se sabe que uno de sus componentes, el LNA, tiene un buen número de efectos beneficiosos en el organismo: regula la presión sanguínea, el sistema inmunitario y las funciones arteriales; refuerza la respuesta inflamatoria del organismo e interviene en el metabolismo del calcio y de la energía.

Tras analizar otros tipos de aceites (de oliva, de semillas), Gerson comprobó que sólo el de linaza mejoraba los resultados de su tratamiento contra el cáncer. Según su explicación, los ácidos grasos contenidos en este alimento ayudan a trasportar la vitamina A (betacaroteno) por el torrente sanguíneo para así aumentar la respuesta inmunitaria del paciente.

Patatas

Este tubérculo contiene un elevado contenido en agua (hasta un 77 %), pero también es muy destacable su riqueza en almidón (18 %), un carbohidrato complejo que actúa de forma similar a la de los cereales, pero con un menor aporte calórico. También contiene sustancias minerales, como el potasio, y se sabe que es rica en vitaminas B_6 y C. La patata es uno de los alimentos más polifacéticos que se pueden encontrar en la cocina, ya que se puede preparar de muchísimas maneras: sola, como ingrediente o como acompañamiento de un número interminable de platos. Combina muy bien con todo tipo de alimentos, y debido precisamente a esta versatilidad, puede consumirse a diario, tal y como se recomienda en la terapia Gerson. Además, y debido a su fácil cocción, permite elaborar platos en muy poco tiempo. Las patatas se pueden sustituir, solo ocasionalmente, por arroz integral o salvaje de cultivo ecológico y una vez a la semana por boniatos.

Sus beneficios: numerosas investigaciones científicas han demostrado las importantes aplicaciones que tienen las patatas para el mantenimiento de la salud y la prevención de ciertas enfermedades. Así, por ejemplo, en los casos de diarreas, los expertos recomiendan una alimentación baja en grasas y glucosa y basada en hidratos de carbono, por lo que la patata, sobre todo en forma de puré, resulta especialmente indicada para ayudar a que el aparato digestivo vuelva a la normalidad.

Se sabe que la patata contiene polifenoles, unas sustancias que son beneficiosas para la prevención de enfermedades cardiovasculares y ciertos tipos de cáncer.

Investigaciones llevadas a cabo por científicos británicos han demostrado que la patata es rica en unas sustancias, las kukoaminas, que están asociadas a la reducción de los niveles de hipertensión arterial, y también pueden ser útiles para el tratamiento de patologías producidas por un parásito, el tripanosoma, como la enfermedad del sueño.

Asimismo, según un estudio realizado en el centro Médico de la Universidad Erasmus, en Rotterdam, una dieta rica en vegetales que contengan antioxidantes, entre los que destacan las patatas (ricas en vitamina C), puede evitar el desarrollo de enfermedades como la DAME (degeneración macular asociada a la edad).

Otra de sus grandes bazas es que no contiene colesterol.

Especias

Están permitidas las especias que el doctor Gerson consideraba relativamente suaves, y siempre en una cantidad muy reducida. Las siguientes pueden incluirse en los menús Gerson: pimienta de Jamaica, anís, hojas de laurel, eneldo, hinojo, mejorana, romero, salvia, azafrán, estragón, tomillo, acedera y ajedrea. Otras, sin embargo, pueden consumirse en mayor cantidad: el cebollino o las cebolletas, las cebollas, el ajo y el perejil. Los condimentos de sabor intenso, como la pimienta o el jengibre, deben evitarse.

Sus beneficios: su principal baza gastronómica son sus propiedades aromáticas, pero no se limitan a mejorar el sabor de los nutrientes, sino que también favorecen la digestión y la correcta trasformación de los alimentos. Todas ellas sirven para potenciar sabores y añadir variedad a las preparaciones, al mismo tiempo que para propiciar determinados estados de ánimo, debido a sus virtudes aromáticas. Además, tienen muchas propiedades saludables: el romero fortalece la memoria y la circulación; el laurel combate la fatiga; la mejorana es un relajante natural, el hinojo es muy efectivo en el alivio de la tos y la bronquitis; el perejil es un excelente tónico digestivo; el macis, perteneciente a la misma familia que la nuez moscada, es muy rico en antioxidantes, fortalece el sistema digestivo y mejora el color, el sabor y la textura de muchos alimentos...

Pan de centeno

De color oscuro y sabor más fuerte (un poco amargo) que el pan convencional, el pan elaborado con harina de centeno, sin sal ni grasas –y, preferiblemente, en el desayuno–, es el único tipo de pan permitido. Hay que consumirlo siempre como complemento y nunca debería constituir la parte principal de ninguna comida. La cantidad está limitada a una o dos rebanadas diarias.

Sus beneficios: el centeno es un cereal que, respecto al trigo, aporta menos calorías y grasas, se digiere mejor y contiene más proteínas vegetales. Además, es rico en vitamina E (antioxidante) y minerales como el potasio, el magnesio, el fósforo y el zinc. También aporta ácido linoleico y una sustancia, la rutina, que refuerza los capilares sanguíneos y mejora la circulación venosa. Tiene un alto contenido en fibra, por lo que favorece la digestión y alivia los casos de estreñimiento.

La ingesta del pan de centeno está especialmente recomendada en los casos de diabetes, ya que reduce la absorción de azúcares simples.

Ciertos lácteos

Tan sólo están permitidos el suero de leche batido, el yogur sin grasa ni sabores y el requesón sin grasa. Se puede tomar suero de leche fresco, batido y sin aditivos. Además, del requesón, también está permitido el queso tipo quark, siempre que sea desnatado y sin sal. Lo ideal es incluir estos alimentos como ingredientes en otras recetas (salsas, postres, aderezos…).

De todas formas, es conveniente consultar en cada caso la conveniencia de consumir o no lácteos desde el principio, ya que según las directrices de la terapia Gerson, es conveniente eliminarlos en las primeras fases. El protocolo marca que es después de las 6-12 semanas de iniciar el programa, y tras la indicación por parte del médico, cuando se pueden añadir cuidadosamente proteínas de origen animal en forma de requesón, yogur y suero de leche (los tres lácteos permitidos, desnatados y sin sal). Se recomienda que el proceso de empezar a consumir estos nutrientes sea lento: comenzar por una cucharada de yogur o requesón y media taza de suero de leche a la hora de la comida y otra en la cena. Después de 3-4 días, se pueden aumentar las cantidades, prestando siempre atención a los posibles síntomas que se produzcan (flatulencias, indigestión) para valorar de qué forma los está tolerando el organismo.

Sus beneficios: el suero procede de la coagulación de la leche. Aporta proteínas de alta calidad biológica y tiene efectos depurativos y detoxificantes, por lo que es un alimento que asegura el buen funcionamiento del hígado y el riñón. En cuanto al yogur, sus beneficios para la salud han sido ampliamente demostrados en los últimos tiempos por numerosas investigaciones que demuestran que se trata de un «alimento de amplio espectro» debido al aporte de calcio, vitamina D y otros nutrientes indispensables para el correcto funcionamiento del organismo, como las proteínas. Además, no sólo contiene menos lactosa que otros lácteos, sino que también mejora la digestión de este hidrato de carbono en las personas que tienen problemas para digerirlo. Asimismo, existen evidencias científicas que relacionan el consumo de este alimento con una disminución del riesgo de sufrir enfermedades metabólicas y relacionadas con el corazón, así como su posible papel en la mejora de la capacidad para controlar el peso durante un período prolongado de tiempo.

Una de las investigaciones más recientes sobre las propiedades beneficiosas del otro tipo de lácteo permitido en este programa, el requesón, publicada en la revista *The Journal of Nutrition*, constató que el consumo habitual de este tipo de queso favorece la pérdida de grasa, sobre todo en la población femenina, y supone una excelente fuente de proteínas. En esta misma línea, otra investigación, ésta publicada en *The American Journal of Clinical Nutrition*, sugiere que tomar un poco de requesón justo antes de irse a dormir ayuda a controlar el apetito, debido a la acción de una de las sustancias que contiene, la caseína, una proteína que se digiere lentamente en el organismo, lo que lo convierte en un excelente aliado en el contexto de un programa de alimentación hipocalórico.

Infusiones

Las más recomendables son las de menta, azahar, valeriana y tila. Esta bebida está sobre todo recomendada para saciar la sed de los pacientes (hay que recordar que la terapia no recomienda la ingesta de agua), sobre todo por la noche. Se recomienda conservar cierta cantidad de estas infusiones en un termo, en la mesilla de noche.

Sus beneficios: la infusión de menta está en especial recomendada en los casos de problemas intestinales, ya que estimula la digestión y alivia problemas como el meteorismo. Además, es un excelente remedio para las náuseas. La tila y la valeriana tienen propiedades sedantes, por lo que están recomendadas para el alivio del estrés y los problemas de insomnio, entre otros, y también actúan como relajantes musculares. La manzanilla, además de digestiva, es antiinflamatoria y sedante;

la infusión de anís es un excelente remedio para la distensión abdominal; y la de regaliz es antiinflamatoria y antiácida.

Azúcar moreno, miel y jarabe de arce

Para endulzar solamente está permitido utilizar azúcar moreno de caña ecológico, miel clara ecológica, jarabe de arce y melaza (sin azufre). La cantidad adecuada sería de dos cucharaditas de postre al día. Las personas afectadas de diabetes no deben consumir este tipo de edulcorantes.

Sus beneficios: el azúcar de caña tiene un agradable sabor a melaza, es muy rico en hidratos de carbono y supone una fuente importante de vitaminas del grupo B. Su característico color marrón indica la presencia de fibras solubles de fácil absorción y digestión.

La miel tiene un elevado contenido en un tipo de azúcar natural, la fructosa (de ahí su peculiar sabor dulce). Además, es rica en otros azúcares, como la glucosa, así como en enzimas, vitaminas y minerales. Los estudios realizados sobre su composición han demostrado que contiene una amplia gama de vitaminas del grupo B y también que es rica en vitamina C. Junto a sus propiedades bactericidas, destaca su papel como energizante: se trata de uno de los alimentos más energéticos que existen, ya que retrasa la aparición de la fatiga (un síntoma que puede aparecer en algunas personas que inician la terapia Gerson) y es un estupendo reconstituyente del organismo.

En cuanto al sirope o jarabe de arce, es rico en sustancias antioxidantes y antiinflamatorias. Además, es un potente antioxidante, aumenta las defensas del organismo y facilita la combustión y la eliminación de las grasas. Supone una fuente importante de minerales (calcio, magnesio, hierro, zinc) y aporta un elevado contenido en potasio.

Harinas

Está permitida la harina de avena y la de centeno, y tan solo en pequeñas cantidades la harina integral de trigo. En el caso del pan, debería contener harina de centeno integral o un poco de harina de trigo integral (hasta un 20 %) o una mezcla de ambas. Todas estas harinas deberían ser lo menos refinadas posible.

Sus beneficios: las harinas integrales contienen una cantidad de fibra hasta tres veces superior a la blanca y su aporte de ácidos grasos esenciales también es mayor. Son ricas en vitaminas del grupo y minerales como el hierro y magnesio. La harina integral de trigo destaca, además, por su contenido en vitamina K, indispensable para una correcta coagulación de la sangre.

Frutas deshidratadas

Están permitidas las uvas pasas, las ciruelas pasas y los orejones. Son alimentos que combinan muy bien con los postres y también con los diferentes tipos de salsas. Siempre que se vayan a consumir cocinadas, hay que dejarlas durante unas horas en remojo.

Sus beneficios: las ciruelas pasas tienen más propiedades nutritivas que las ciruelas naturales, ya que el proceso de secado hace que su contenido en agua disminuya y se concentren más los componentes naturales. Además de las ventajas derivadas de su elevado aporte en fibra, que las convierten en un alimento destacado en la prevención y el tratamiento del estreñimiento y otros problemas intestinales, se ha demostrado que su consumo ayuda a reducir el colesterol en sangre; tienen un efecto positivo en las concentraciones de los ácidos biliares en los excrementos (lo que previene el cáncer de colon); aportan cobre, con lo que reducen el riesgo de formación de coágulos sanguíneos, y boro, un mineral que ayuda a las mujeres en la edad menopáusica a retener estrógenos.

Los orejones aportan un auténtico concentrado de vitaminas y, además, son una fuente importante de hierro y potasio. Además, tienen pocas calorías (unas 48 por cada 100 g).

CAPÍTULO 2

Alimentos permitidos ocasionalmente y alimentos prohibidos

Para hacer más llevadero y variado el plan dietético incluido en la terapia Gerson, se permite introducir con cierta periodicidad (por lo general una vez por semana) algunos alimentos, que se añaden a los menús habituales o que sustituyen a otros. Sin embargo, hay otro grupo de alimentos, bastante numeroso, que están totalmente prohibidos en esta terapia. En algunos casos (proteínas animales, alimentos grasos) ya hemos visto los motivos de su exclusión. En otros, vamos a analizarlos en este capítulo.

Alimentos que se pueden consumir ocasionalmente

Éste es el grupo de alimentos que se pueden consumir una vez a la semana, siempre que se preparen siguiendo tres premisas: sin sal ni sus derivados; sin grasas y sin aceites:

Arroz integral o salvaje

Siempre tiene que ser de cultivo ecológico. Se puede consumir una vez a la semana, sustituyendo a la patata. Combina muy bien con las ensaladas, los guisos de verduras y también como postre. Tanto el arroz integral como el salvaje son alimentos que aportan un elevado nivel de energía, debido a su contenido en fibra e hidratos de carbono, por lo que es una buena opción para paliar los ataques de hambre y superar los estados de fatiga. Además, son ricos en caroteno, beneficioso para el crecimiento y el rejuvenecimiento de los tejidos; vitaminas del grupo B, fundamentales en el metabolismo y para las funciones del tejido nervioso; y también en vitamina E.

El integral es un arroz descascarillado, o, lo que es lo mismo, se le quita la cáscara conservando el salvado, por lo que contiene todas las fibras y demás nutrientes. Tarda más en cocerse. En cuanto al arroz salvaje, es más fino y de color oscuro. Tras su cocción, se mantiene entero y es ideal para guarniciones y ensaladas.

Quinoa

También puede sustituir a las patatas una vez a la semana (como alternativa al arroz). Es un alimento que se encuentra a medio camino entre los cereales y las verduras. Su sabor es muy parecido al del arroz integral y su textura es similar a la del cuscús. Tiene un alto contenido en proteínas de alto valor biológico, ya que proporciona todos los aminoácidos esenciales, sobre todo lisina (poco frecuente en el reino vegetal y que juega un papel determinante en el desarrollo cerebral, sobre todo en lo que se refiere a facultades como la inteligencia o la memoria) y metionina (muy importante en el metabolismo de la insulina). Los estudios realizados sobre este alimento han demostrado que posee propiedades cicatrizantes y antiinflamatorias. Además, carece por completo de colesterol y su contenido en vitaminas y proteínas supera ligeramente al del trigo tradicional. Asimismo, se sabe que es rica en fitoestrógenos, una sustancia con propiedades beneficiosas vinculadas a la actividad hormonal, metabólica y a la circulación de la sangre.

Boniatos

Se recomienda consumirlos sólo una vez a la semana (asados o cocidos, siempre con la piel). Son buenos sustitutos de la patata, aunque también se pueden utilizar para la elaboración de postres (tienen un sabor dulce que los hace recomendables para este tipo de platos). Los boniatos (o batatas) son una fuente excelente de betacarotenos, de potasio y de vitamina C. También son ricos en ácido fólico y en vitaminas del grupo B, y contienen numerosas sustancias antioxidantes. Hay estudios que apuntan al papel que puede jugar este alimento en la estabilización del nivel de glucosa en sangre, lo que lo haría muy recomendable en los casos de diabetes.

Otros alimentos permitidos

✓ Palomitas de maíz preparadas con maíz de cultivo ecológico. Se pueden consumir una vez a la semana, a modo de tentempié, siempre que se preparen con aire caliente (el microondas está prohibido en la terapia Gerson) y sin sal, grasas ni aceites.

✓ Hortalizas de cultivo ecológico congeladas, siempre que se preparen sin sal, grasas, aceites u otros ingredientes prohibidos. Están permitidas sólo muy de vez en cuando, no más de una o dos veces al mes.

✓ Legumbres o semillas germinadas (lentejas, alubias) no secas. También se pueden consumir una o dos veces al mes, preferiblemente con las ensaladas o las preparaciones a base de verdura, y en poca cantidad. Están prohibidos los brotes de alfalfa.

Alimentos que están prohibidos en la dieta Gerson

Ya hemos visto que hay grupos de alimentos que son incompatibles con los principios curativos propuestos en el programa del doctor Max Gerson. Es importante tener muy en cuenta cuáles son, y también las razones por las que están excluidos de esta terapia alimenticia.

Alimentos procesados

Están prohibidos todos los alimentos procesados, es decir, embotellados, en conserva, enlatados, refinados, salados, ahumados o que contengan productos azufrados.

Por qué hay que evitarlos: En estos procesos de manufactura, los alimentos pueden perder nutrientes, y también es frecuente que se añada sodio a su composición.

Aceites

La terapia Gerson recomienda eliminar de la dieta todo tipo de aceites: el de oliva, el de maíz, el de canola y cualquier otro tipo de aceite vegetal (excepto el de linaza).

Por qué hay que evitarlos: Fundamentalmente, por el aporte extra de grasas que estos aceites añaden a la dieta.

Grasas

Se deben evitar todas las grasas de origen animal, las pastas para untar a base de aceites, el coco y el aguacate, todos los aceites hidrogenados o parcialmente hidrogenados, los sustitutivos de las grasas (como el Olestra) y las mantequillas de frutos secos.

Por qué hay que evitarlas: Al igual que en el caso de los aceites, por su elevado contenido en grasas.

Lácteos

La mantequilla, la margarina, el queso, la nata, el helado, los postres de leche (natillas, cremas) y otros productos lácteos grasos están prohibidos, especialmente durante los primeros meses. Tampoco se puede tomar leche de cabra y sus derivados.

Por qué hay que evitarlos: La razón de su exclusión en esta dieta se debe al elevado contenido en grasa que aportan los lácteos. Así, por ejemplo, los quesos pueden contener hasta un 65 % de grasa, además de ser ricos en sodio.

Sal

Tanto la sal como el sodio están prohibidos en todas sus formas, incluida la sal común, la sal marina, la sal gruesa, la sal de apio o de ajo, etcétera. También están prohibidos aderezos como la salsa de soja, el *tamari*, el bicarbonato de soda, las levaduras en polvo a base de sodio y los productos sustitutivos de la sal. Las combinaciones de hierbas que lleven la etiqueta «condimento sin sal» pueden consumirse siempre y cuando se compruebe que no llevan sal añadida ni contienen sodio.

Por qué hay que evitarla: Como ya hemos visto, el doctor Gerson relacionó el exceso de sodio con muchas de las irregularidades que se producen en el organismo a nivel celular.

Alimentos ricos en proteínas

Todas las carnes (de vacuno, de cerdo, de pollo), los mariscos, los huevos, cualquier tipo de producto cárnico, productos alimenticios a base de legumbres, todos los suplementos de proteína o la proteína en polvo, incluidos los polvos a base de cebada o algas están prohibidos.

Por qué hay que evitarlos: Además de proteínas, estos alimentos pueden contener sustancias químicas, conservantes, hormonas y sal. Por otro lado, su digestión es difícil, ya que suelen incluir demasiada grasa, lo que somete a un esfuerzo excesivo tanto al hígado como a otros órganos excretores.

Algunas frutas

Las bayas, los frutos secos y la piña están prohibidos.

Por qué hay que evitarlas: La piña y las bayas pueden dar lugar a una reacción alérgica relacionada con los ácidos grasos presentes en ellas.

Los frutos secos

Las almendras, los cacahuetes, los anacardos y demás frutos secos, así como las semillas (de linaza, de girasol) y los huesos de albaricoque, están vetados.

Por qué hay que evitarlos: Su aporte en proteínas, calorías y grasas es elevado. Además, cuando se consumen tostados, se les añade sal.

La bollería y los dulces

Pasteles, bollos, galletas, magdalenas, masas y otros productos dulces refinados están excluidos de la terapia Gerson.

Por qué hay que evitarlos: Estos alimentos contienen ingredientes totalmente contraindicados en este programa, como los azúcares, las grasas, los aceites, la sal, la harina refinada, los productos lácteos, la levadura química o bicarbonato de soda.

Ciertas hortalizas

No se pueden consumir pepinos ni aguacates. Tampoco están permitidas las setas.

Por qué hay que evitarlas: Los aguacates son excesivamente ricos en grasas, mientras que los pepinos, al mezclarse con las frutas y las hortalizas con las que se elaboran los zumos diarios, pueden hacer más difícil su digestión. En cuanto a las setas, contienen proteínas complejas que son difíciles de digerir.

Agua

No se recomienda su consumo. Lo adecuado es sustituirla por zumos (aportan los fluidos necesarios, asegurando así un nivel de hidratación óptimo).

Por qué hay que evitarla: El doctor Gerson consideró que el agua diluye los ácidos del estómago, impidiendo que el tracto intestinal obtenga de forma óptima la nutrición a partir de los alimentos y los zumos.

Alcohol

Las bebidas alcohólicas de cualquier tipo están prohibidas en la terapia Gerson.

Por qué hay que evitarlo: El alcohol limita la capacidad que tiene la sangre de trasportar oxígeno a todo el organismo, por lo que fuerza al hígado a que funcione a mayor intensidad para eliminarlo.

Soja y derivados

Las habas de soja y otros productos derivados de este vegetal no se pueden incluir en los menús Gerson. Es el caso del tofu, el *miso*, la salsa *tamari*, el *tempeh*, la leche de soja y la proteína de origen vegetal texturizada.

Por qué hay que evitarlos: Las razones son diversas: su elevado contenido en proteínas, la cantidad de grasas que aportan y sus niveles de sodio, entre otras.

Brotes como la alfalfa germinada

Los brotes de semillas o legumbres, como la alfalfa germinada, están prohibidos en esta terapia. También lo están los brotes de mostaza y zanahoria.

Por qué hay que evitarlos: Estos alimentos son ricos en una sustancia, la L-canavanina, que puede producir efectos adversos en el organismo (alteración de los niveles normales de glóbulos, agrandamiento del bazo).

Café

Tanto la ingesta de esta bebida como de sus sustitutivos (incluidos los descafeinados) deben evitarse en todas sus modalidades: refrescos, bebida caliente, como ingrediente alimentario... (no así su administración en forma de enema, como hemos visto).

Por qué hay que evitarlo: El café produce una estimulación excesiva del sistema digestivo. Además, incluye aceites esenciales que dificultan la digestión.

Té

Los distintos tipos de té (el negro, el verde), así como otras infusiones que no sean de hierbas o que contengan cafeína, deben suprimirse de la dieta habitual.

Por qué hay que evitarlo: Tanto por su contenido en cafeína como por la presencia de ácidos aromáticos, que, según el doctor Gerson, interfieren en la curación provocando reacciones alérgicas.

Condimentos

Hay que evitar los condimentos fuertes, como la pimienta (sólo está permitida la de Jamaica) y el jengibre.

Por qué hay que evitarlos: Al igual que ocurre con el té y otros alimentos, contienen sustancias como los ácidos aromáticos, que pueden alterar el proceso de curación.

Otros alimentos prohibidos

- ✓ El azúcar. Tanto blanquilla como el azúcar moreno refinado.
- ✓ La pasta. Está elaborada con harina procesada, que, según Gerson, carece de verdadero valor nutricional.
- ✓ Algunas especias. La albahaca y el orégano no están permitidos en la terapia Gerson, ya que contienen aceites aromáticos que están contraindicados. La pimienta de cayena, las guindillas (chiles jalapeños) y otras especias similares son irritantes y pueden ralentizar el proceso de curación.
- ✓ La harina de trigo. Está prohibida. Tan sólo se puede utilizar la integral, de forma esporádica y en muy poca cantidad, para la elaboración de masas o panes.
- ✓ La levadura química y el bicarbonato de soda. Además de sodio, contienen aluminio, una sustancia que puede resultar muy tóxica. Las levaduras químicas sin sodio ni aluminio sí pueden utilizarse.

CAPÍTULO 3

El papel de los zumos y pautas nutricionales generales que hay que tener en cuenta

Una parte muy importante del planteamiento dietético de la terapia Gerson es la ingesta abundante (hasta trece vasos diarios, según el protocolo estándar) de zumos elaborados a base de frutas y verduras. Antes de empezar a seguir este plan de alimentación es importante saber cómo preparar estos zumos y de qué forma consumirlos, al mismo tiempo que tener muy claras las principales pautas dietéticas que hay que seguir.

Qué papel juegan los zumos vegetales

La ingesta de zumos vegetales es uno de los principales pilares en los que se asienta la terapia Gerson. Tal y como se refleja en los manuales que recogen las pautas de este método, «para cualquier persona enferma, además de para alguien que goce de buena salud, beber con frecuencia a lo largo del día zumos recién preparados obtenidos a partir de frutas y hortalizas de cultivo ecológico es crítico para renovar o mantener el bienestar».

La cantidad de zumos recomendada en el protocolo estándar de esta terapia es de trece vasos de 250 ml, lo que equivale a 3,25 litros de zumo al día, con una periodicidad, por lo menos, de una vez por hora. La premisa que se tiene que seguir es: cuanto más zumo se pueda beber, mejor.

Pero, ¿por qué es tan importante el consumo constante de esta bebida? La razón se encuentra en que los zumos de frutas y hortalizas recién preparados aportan prácticamente todos los nutrientes (vitaminas, minerales, enzimas, sustancias químicas de origen vegetal, proteínas...) necesarios para que organismo se cure a sí mismo y mantenga un estado de salud óptimo.

El hecho de que se recomiende la ingesta de estos nutrientes en forma de zumo se debe, en primer lugar, a que así se asegura una mejor digestión y una mayor absorción y, por otro lado, a que se trata de la forma más viable de consumir la enorme cantidad de frutas y verduras recomendadas por Gerson: los trece vasos de zumo al día, junto a las tres comidas vegetarianas, proporcionan entre 7,7 y 9,1 kg de alimento al día, una cantidad que muy pocas personas pueden consumir en forma de alimentos «enteros» durante una jornada.

A ello hay que unir el gran poder diurético que tiene esta bebida: las enzimas que contienen los zumos ejercen una auténtica función de limpieza en el sistema renal, favoreciendo el buen funcionamiento de los riñones y de todo el tracto urinario.

Recomendaciones para preparar los zumos

✓ La amplia variedad de frutas y verduras permitidas da lugar a múltiples combinaciones de zumos, pero hay tres ingredientes que siempre deben estar presentes: la manzana y la zanahoria, por un lado, y las verduras de hoja verde, por otro.

✓ La combinación de zanahoria y manzana (en proporción de una manzana cada tres zanahorias) tiene su razón de ser en el hecho de que la manzana (preferiblemente verde, tipo Granny Smith) posee un ingrediente, el ácido málico, que favorece que las zanahorias puedan desprender más nutrientes, lo que hace que esta combinación sea la más efectiva para garantizar la asimilación de principios alimenticios curativos dentro de la terapia Gerson.

- ✓ Los zumos se deben consumir lo antes posible después de prepararlos («al instante», recomienda Gerson). La razón de esta inmediatez se encuentra en que las enzimas y otros nutrientes que contienen se oxidan y pueden ser destruidos por la acción de los radicales libres, transcurrido cierto tiempo. No es buena idea, por ejemplo, preparar por la mañana el zumo necesario para el resto del día, a no ser que no haya otra opción de obtenerlo durante la jornada (si se trabaja fuera de casa, por ejemplo, se puede llevar en un termo con un revestimiento interior de vidrio o acero inoxidable).
- ✓ El doctor Gerson dio mucha importancia al tipo de aparato utilizado para la elaboración de los zumos. Para él, el más recomendable es el que combina trituradora y prensa: la trituradora convierte las hortalizas y la fruta en una pulpa fina y jugosa, y la prensa hidráulica extrae las enzimas del zumo de esa pulpa (el modelo Norwalk es el recomendado en el protocolo Gerson, especialmente para los enfermos de cáncer. Para saber más sobre este aparato o sus alternativas, consulta la página web del Instituto Gerson). Según algunas investigaciones realizadas al respecto, el uso de este tipo de aparato permite obtener hasta cincuenta veces más cantidad de ciertos nutrientes como, por ejemplo, el licopeno, presente en el tomate, y cuyo poder antioxidante ha demostrado ser muy eficaz frente a determinados tipos de cáncer.
- ✓ Los zumos de cítricos (naranja, pomelo, mandarina, limón) deben obtenerse sólo con un exprimidor de cítricos específico. El zumo que se obtiene de las máquinas en las que se introduce media fruta con la piel para prensarla puede contener ácidos grasos y aromáticos que resultan perjudiciales.
- ✓ Para preparar los zumos de verdura, los ingredientes básicos que siempre hay que tener a mano son los siguientes: escarola, pimientos verdes, endivias, lechuga romana, lechugas de otros tipos, le-

chugas de hojas rojas, hojas de remolacha (las hojas jóvenes interiores), berros, acelgas y col lombarda.

- ✓ Pese a la cantidad de ingredientes que incorporan los zumos vegetales (hasta siete), hay que saber que éstos son absorbidos de manera fácil por los tejidos corporales.
- ✓ Los expertos en la terapia Gerson señalan que los zumos pueden conservarse en la nevera, en jarras de cristal, durante un máximo de tres días.
- ✓ Una buena idea es calcular con antelación cuántas piezas de cada fruta o verdura se van a utilizar, y lavarlas, frotarlas y cortarlas en trozos pequeños antes de preparar el zumo.
- ✓ Es importante que tras cada extracción se desmonte el aparato y se laven muy bien todos sus componentes, para evitar así la presencia de cualquier microorganismo.
- ✓ Tanto en la preparación de los zumos de fruta como de verduras se recomienda añadir una manzana mediana por vaso al triturar los ingredientes.
- ✓ Es muy importante la eliminación de la pulpa, ya que se trata de una fibra que requiere mucha energía para ser digerida, algo de lo que a menudo carecen aquellos pacientes que siguen esta terapia y que tienen su sistema inmune alterado.

Pautas nutricionales: otros aspectos que hay que tener en cuenta

1. Todos los alimentos deben ser preferiblemente de cultivo ecológico y estar producidos en un suelo fertilizado con abonos naturales (sin pesticidas, herbicidas, etcétera). Por «cultivo ecológico» se entiende aquellos productos que se han plantado y cultivado sin pesticidas, herbicidas ni abonos sintéticos en bosques, huertos o viñedos libres de estas sustancias químicas.

2. Todos los alimentos deben prepararse lo más frescos posibles, sin sal ni grasas. Están prohibidos casi todos los alimentos envasados y preparados como los congelados, los enlatados, los embotellados o los empaquetados.
3. La comida preparada fuera de casa (bares, restaurantes, cafeterías...) difícilmente encaja con las premisas de la terapia Gerson, ya que lo habitual es que no incluyan alimentos de origen ecológico y que en la cocción y preparación se incorporen grasas y se añadan sal y otros complementos inadecuados en este plan de alimentación.
4. El número de alimentos permitidos es muy amplio, pero hay algunas preparaciones que son básicas y en torno a ellas hay que estructurar todos los menús: fruta; zumos de fruta, hortalizas y verduras; hortalizas y ensaladas; sopa especial; patatas; copos de avena y pan de centeno sin sal.
5. La cantidad es ilimitada. Para el doctor Gerson, el organismo necesita unas raciones mayores servidas con más frecuencia y el paciente debe comer tanto como pueda, incluso durante la noche si está despierto.
6. No se recomienda realizar modificaciones en el protocolo de la terapia Gerson, aunque estas sean muy pequeñas. Está demostrado que seguirlo ajustándose a sus pautas asegura el éxito de la curación del organismo.
7. Se aconseja no beber agua. Tal y como explica el doctor Gerson, se necesita toda la capacidad del estómago para dar cabida a los zumos y a la sopa especial Hipócrates. Los componentes de esta sopa se absorben fácilmente a través de la mucosa intestinal. El agua, además de «ocupar espacio», tiende a diluir la acción de los ácidos estomacales y de las enzimas digestivas.
8. No hay que comprar zanahorias, frutas o vegetales que se encuentren envasados en bolsas de plástico. Los plásticos en los que se envuelven los alimentos pueden contener añadidos químicos destinados a mantenerlos frescos y en buen estado durante más tiempo.

Tampoco hay que consumir patatas, naranjas u otros alimentos que lleven colorantes.

¿Qué se debe comer?
Ideas básicas para la elaboración de menús

- ✓ Ensaladas de todo tipo (de verdura, de frutas, con alimentos crudos o cocidos…).
- ✓ Sopas, caldos y cremas elaborados con hortalizas.
- ✓ Sopas basadas en la sopa Hipócrates.
- ✓ Platos elaborados con hortalizas cocidas (menestras, guisos…).
- ✓ Patatas de distintas formas.
- ✓ Pasteles (budines, tartas, *quiches*) vegetarianos.
- ✓ Aliños de todo tipo.
- ✓ Acompañamientos (purés, jaleas…).
- ✓ Recetas que contengan los lácteos permitidos.
- ✓ Panes elaborados con centeno de cultivo ecológico.
- ✓ Postres de todo tipo a base de cereales, fruta (cruda o guisada).

Menú tipo para un día de terapia Gerson

Desayuno:
250 ml de zumo de naranja
Una ración generosa de copos de avena con salsa de fruta al gusto
Pan de harina de centeno de cultivo cien por cien ecológico, sin sal ni grasas, tostado y con miel

Comida:
Una ensalada elaborada con muchos ingredientes crudos mezclados
250 ml de sopa especial Hipócrates templada

250 ml de zumo de manzana y zanahoria mezclados
Una patata al horno, con aliño de distinto tipo
Fruta cruda o guisada

Cena:

El mismo menú o similar que en la comida

CAPÍTULO 4

La preparación de los alimentos

Los instrumentos empleados, el tipo de cocción y la forma en la que hay que preparar determinados alimentos son aspectos muy importantes en la terapia Gerson. El doctor Gerson analizó de forma exhaustiva desde los materiales más adecuados hasta la temperatura a la que hay que preparar los alimentos, con el objetivo de preservar al máximo su carga nutricional y que resulten mucho más fáciles de digerir.

Los utensilios necesarios

✓ Exprimidor de fruta.
✓ Calentador de agua.
✓ Yogurtera (opcional).
✓ Exprimidor de cítricos.
✓ Batidora o robot de cocina.
✓ Ollas y sartenes de acero inoxidable.
✓ Colador chino o pasapurés.
✓ Fuentes y platos refractarios (tipo Pyrex) con tapa.
✓ Menaje antiadherente.
✓ Cepillos de cocina: para limpiar y cepillar los vegetales.
✓ Tablas de cortar de plástico (de varios tamaños).
✓ Minutero de cocina.
✓ Cepillos para limpiar el exprimidor, el robot de cocina y los demás utensilios empleados en la preparación de alimentos.

- ✓ Vaso medidor.
- ✓ Embudos para rellenar jarras y botellas.
- ✓ Coladores de tela para las infusiones, para el café de los enemas...
- ✓ Colador para verduras.
- ✓ Cuencos de distintos tamaños.
- ✓ Rallador.
- ✓ Cuchillos de distintos tamaños.
- ✓ Cucharas de medición (para pequeñas cantidades).
- ✓ Cazo para la sopa.

Cómo preparar los alimentos: técnicas de cocción

Consideraciones generales

- ✓ Los recipientes más adecuados para preparar las recetas de la terapia Gerson son los de acero inoxidable, los esmaltados, los de hierro y los de vidrio.
- ✓ Hay que evitar los utensilios de cocina de aluminio, el teflón y aquellos que estén recubiertos de teflón.
- ✓ Los utensilios de barro cocido en principio están permitidos, pero hay que tener cuidado, ya que algunos están recubiertos con barnices que pueden ser tóxicos.
- ✓ En la terapia Gerson se desaconseja el uso del microondas. Según los artífices de este método, este electrodoméstico modifica los alimentos, lo que hace que no sean bien asimilados por el organismo. Asimismo, recomiendan no calentar nunca agua en el microondas.
- ✓ Las ollas exprés y las ollas para cocer al vapor (las que tienen varios dispositivos) están prohibidas.
- ✓ Las cacerolas en las que se cuezan los alimentos deben estar bien cerradas, para así evitar la pérdida de vapor. Por eso es importante que las tapas sean pesadas y que encajen bien.

- ✓ También se pueden utilizar para la cocción recipientes de vidrio bien tapados. Este tipo de menaje permite una distribución del calor más homogénea, evitando que los alimentos se quemen.
- ✓ Para limpiar los alimentos sólo se debe utilizar agua tibia y un cepillo.
- ✓ Los ingredientes no deben pelarse (a no ser que en la receta se indique lo contrario).
- ✓ Cuando las frutas y hortalizas se rallan o cortan en tiras finas deben consumirse frescas y lo antes posible.

Frutas

- ✓ Solo se puede usar fruta fresca, frutas deshidratadas, hortalizas y verduras frescas, nunca en conserva o congeladas.
- ✓ La mayoría de las frutas frescas pueden consumirse sin pelar cuando están maduras, eso sí, lavándolas siempre.
- ✓ Admiten distintos tipos de preparación: añadidas a los zumos de hortalizas recién hechos, en ensaladas, en sopas frías, en salsa, en compota, en purés... Hay que evitar la fruta en conserva y la congelada.
- ✓ Frutas como las peras y las ciruelas resultan más fáciles de digerir si se preparan en compota.
- ✓ Las frutas deshidratadas (orejones, ciruelas y uvas pasas) deben lavarse muy bien con agua destilada limpia y tibia y dejarse en remojo antes de cocerlas.

Hortalizas

- ✓ Las verduras y hortalizas se deben lavar muy bien con la ayuda de agua tibia y un cepillo. No se aconseja rasparlas o pelarlas antes de cocerlas, ya que bajo la piel se depositan cantidades importantes de sales minerales y vitaminas.
- ✓ Se deben tomar tantas hortalizas crudas como sea posible. La mayoría de ellas son muy versátiles y se pueden preparar de distinta manera: ralladas finas, picadas o trituradas. Es el caso de las zana-

horias, todo tipo de lechugas, rábanos, coliflor, cebollino y cebolletas, endivias, pimientos verdes, tomates, berros y achicoria.

- ✓ La variación es clave: hay que usar todas las hortalizas, excepto las setas, los brotes de mostaza y los brotes de zanahoria.
- ✓ Cuando se consumen cocinadas, las hortalizas deben cocerse a fuego lento y muy bajo, sumergidas en una cantidad mínima de agua o de caldo de sopa (la cantidad equivalente a dos o tres cucharadas). De esta forma se consigue conservar su sabor natural, resultan más fáciles de digerir y, sobre todo, se destruye la mínima cantidad de nutrientes.
- ✓ La calabaza, las cebollas y los tomates son hortalizas que contienen mucha agua en su composición, por lo que no suelen necesitar que se añada líquido al cocinarlas. Las espinacas, por su parte, liberan mucho líquido al cocerse y también ácido oxálico, que hace que este líquido que desprenden sea amargo, por lo que debe desecharse.
- ✓ Los tomates, los puerros, las cebollas y los calabacines deben guisarse en sus propios jugos, ya que son alimentos que contienen abundante líquido.
- ✓ Las verduras blandas o muy hechas son preferibles a las cocciones «al dente». Lo ideal es que la temperatura de cocción se mantenga siempre en el punto de ebullición. Para el doctor Gerson, los alimentos debían estar bien hechos para que de esta forma resultaran tiernos y fueran digeribles y fáciles de masticar, lo que ayuda a un sistema digestivo debilitado a obtener la mayor cantidad posible de alimento y a acceder a su contenido nutricional. Además, esta cocción tan blanda de los alimentos hace que estos «amortigüen» de alguna manera el gran volumen de zumos y alimentos crudos que contempla este programa.
- ✓ La cocción de las hortalizas en su propio jugo evita la pérdida de minerales hidrosolubles y garantiza el correcto aporte de todos los nutrientes.
- ✓ Las remolachas se hornean y cuecen siempre con la piel y se pelan cuando ya están hechas. De ellas se aprovechan todas sus partes: las

hojas para hacer los zumos y el corazón para las ensaladas y otras recetas.

- ✓ El maíz es un ingrediente muy versátil que añade sabor, y también color, tanto a las ensaladas como a otras preparaciones. Puede hornearse en su mazorca durante aproximadamente una hora, a temperatura baja. Otra opción es cocerlo en agua hirviendo durante siete minutos.
- ✓ Tanto las remolachas como el maíz no pueden cocinarse sin agua. Hay que tenerlo en cuenta al incorporar estos alimentos en las recetas.
- ✓ La mayoría de las hortalizas se cuecen a fuego suave. Se ponen encima del fuego, vertiendo 2,5 cm de agua fría (la cantidad suficiente para cubrir el fondo del recipiente). (Sólo hay que llevar las preparaciones a ebullición si así lo especifica la receta).
- ✓ Las alcachofas tienen su propia técnica de cocción. Hay que recortar los extremos y limpiar bien la parte central. Se deben añadir 5 cm de agua en la cacerola y llevar a ebullición, momento en que se agregan las alcachofas. En ese instante se tiene que bajar el fuego, tapar el recipiente y cocer a fuego lento durante aproximadamente una hora.
- ✓ Los espárragos también tienen sus peculiaridades a la hora de cocerlos: lo mejor es hornearlos en una cacerola tapada con una pequeña cantidad de sopa o zumo de limón a temperatura baja durante aproximadamente una hora o hasta que estén tiernos.
- ✓ El boniato es otro ingrediente muy versátil. Sirve para los platos principales y también para los postres. La mejor forma de prepararlos es al horno. Se tienen que eliminar las puntas y lavarlos; después, hay que perforarlos con un cuchillo para permitir que el vapor salga e introducirlos en una cacerola o una fuente refractaria. Si se quiere que la piel del boniato quede blanda, hay que tapar el recipiente. Si, en cambio, se desea que esté crujiente, se debe asar sin tapar. Hay que hornearlos a temperatura baja de dos horas a dos horas y media.

- ✓ La mejor forma de preparar el brécol es horneándolo a fuego bajo en una cacerola tapada con una pequeña cantidad de sopa especial y/o una o dos cebollas, y cocerlo durante dos horas.
- ✓ Una vez cocinadas, la mejor forma de conservar las hortalizas es en la nevera. Para calentarlas, se tienen que poner a fuego lento con un poco de sopa o zumo de tomate.

Patatas

- ✓ La mejor forma de consumirlas es al horno. También pueden cocerse o hervirse con piel, u optar por otras formas: cortadas y mezcladas con aliño en forma de ensalada de patatas; en forma de puré, solo o añadido a un poco de sopa; cocidas con tomate, cebolla y apio, etcétera.
- ✓ Las patatas que se vayan a preparar al horno deben lavarse de forma concienzuda, pero sin pelarlas ni rasparlas. Hay que hornearlas a una temperatura baja entre dos horas y dos horas y media.
- ✓ Las patatas cocidas se tienen que cocinar a fuego lento en una cacerola tapada durante aproximadamente una hora, o hasta que estén tiernas.
- ✓ Las patatas fritas están prohibidas.

Ensaladas

- ✓ Las de hoja verde pueden mezclarse con un número prácticamente ilimitado de alimentos: tomates, frutas, hortalizas y otros vegetales de cultivo biológico.
- ✓ Las ensaladas de frutas son una opción muy refrescante y versátil, solas o mezcladas con vegetales.
- ✓ Un plato muy nutritivo (y saciante) se obtiene combinando las verduras crudas con las cocidas.
- ✓ Los aliños son una excelente opción para proporcionar variedad y sabor a las ensaladas. Con los ingredientes permitidos se puede preparar una amplia variedad de aliños.

Aceite de linaza

- ✓ Nunca debe calentarse ni tampoco usarse para cocinar, ya que el calor altera los enlaces químicos de las cadenas de los ácidos grasos y hace que este aceite resulte perjudicial para el organismo.
- ✓ También hay que tener cuidado de no verterlo sobre patatas u otras hortalizas muy calientes. No hay que tomar las semillas de linaza enteras, ya que contienen otros compuestos que interfieren en el proceso de curación.
- ✓ El aceite de linaza debe conservarse en botellas oscuras, para preservarlo de la luz.

Postres

- ✓ Nunca deben reemplazar una comida y menos aún los zumos.
- ✓ Para prepararlos, hay que limitarse a los alimentos permitidos (frutas, avena, algunos lácteos, edulcorantes autorizados...).
- ✓ Es muy importante asegurarse de que ningún postre contenga grasa, harina refinada, bicarbonato de soda, nata, sal, caramelo, chocolate o helado (ingredientes habituales en este tipo de preparaciones y totalmente prohibidos en la terapia Gerson).

Yogur

- ✓ Es uno de los pocos lácteos permitidos (siempre que sea desnatado y sin grasa) y se puede utilizar de muchas formas: como ingrediente de las recetas, como acompañamiento, como base para la elaboración de salsas...
- ✓ Una buena idea es hacer con él un sucedáneo de queso. Para ello, hay que escurrir el yogur desnatado con un tamiz de acero o de nailon recubierto con un paño de cocina de algodón y poner un cuenco debajo, para recoger el suero. Una vez obtenido el suero, se tiene que introducir en la nevera entre dos y ocho horas, hasta obtener la consistencia adecuada. La textura del «falso queso» depende del tiempo de escurrido: si se escurre durante poco tiempo se obtiene un sucedáneo espeso, mientras que un período de escurri-

do más prolongado proporciona una textura similar a la del queso cremoso.

✓ Cuando se incorpora a las salsas o a las cremas de verduras, el yogur aporta un toque cremoso.

Pautas culinarias prácticas

✓ Si el pan de centeno se queda seco, se puede utilizar en recetas en las que se necesite pan rallado. Para ello, se tuestan las sobras en el horno, se pasa por la picadora y se conserva en la nevera en un recipiente tapado. También se pueden emplear en estas recetas copos de patata, tapioca o almidón de maíz.

✓ El líquido que desprenden los tomates puede conservarse y emplearse como ingrediente para preparar sopas o salsas de asado. También se puede tomar inmediatamente a modo de consomé caliente.

✓ Las hierbas aromáticas son unas excelentes aliadas para potenciar el sabor de los platos. Hay trucos para que resulten aún más sabrosas: el estragón, por ejemplo, desprende más aroma si se añade primero el tallo y se deja macerar un tiempo.

✓ Los copos de avena dan mucho juego. Se pueden añadir a todo tipo de preparaciones: cremas y sopas, dulces, pasteles de verdura... Al horno, ligeramente gratinados, proporcionan un efecto crujiente a un buen número de platos. Se pueden usar tal cual o pasarlos un poco por la batidora o el robot de cocina, para utilizarlos con una textura más fina.

✓ No se pueden incorporar sofritos como tales (el aceite de linaza no se puede emplear para freír), pero sí se pueden elaborar «sucedáneos» como base para los guisos y otras preparaciones, como un poco de sopa especial, tomates, rodajas de manzana o cebolla picada cociéndolos en la cacerola para después añadir el resto de los ingredientes.

- ✓ Los alimentos cocidos (sopas, guisos, postres de frutas) deben conservarse en la nevera un máximo de 48 horas.
- ✓ En el horno, lo mejor es que las hortalizas horneadas se cocinen a baja temperatura (150 ºC, aproximadamente, dependiendo del tipo de horno) durante dos horas o dos horas y media, en una cazuela cubierta con una tapa. Este tipo de cocción a baja temperatura favorece la conservación de nutrientes y evita que haya que añadir líquido a las preparaciones.
- ✓ En caso de que cualquier plato guisado o asado al horno se quede excesivamente seco durante la preparación, es posible agregar cebollas, tomates o zumo de limón, para incorporar así líquido.

Trucos que facilitan la forma de comer según el método Gerson

- ✓ Como se recomienda que los pacientes no tomen agua, las infusiones suponen una excelente alternativa. Por la noche se debe dejar una infusión de menta al lado de la cama, de forma que sacie la sed al despertarse de madrugada.
- ✓ Al principio, el hecho de comer sin sal puede hacerse muy cuesta arriba para algunas personas. Un recurso efectivo para dar sabor a sopas, hortalizas, ensaladas y demás alimentos es añadir ajo crudo triturado a las preparaciones.
- ✓ También puede resultar muy monótono el consumo continuo de alimentos de textura tan blanda. Para introducir más variación en los menús diarios se pueden incluir de vez en cuando alimentos al dente y otros crudos: fruta, ensaladas que contengan apio, cebolletas, rábanos y otros ingredientes «crujientes» para hacer más amenos y sabrosos los menús.
- ✓ La variación es fundamental. Hay que utilizar las distintas hortalizas y los diferentes métodos de cocción.

- ✓ Tanto para evitar los ataques de hambre nocturnos como para potenciar el efecto curativo de la dieta Gerson, se aconseja tener comida (piezas de fruta, ensalada de fruta, salsa de manzana) al lado de la cama para tomar tentempiés por la noche.

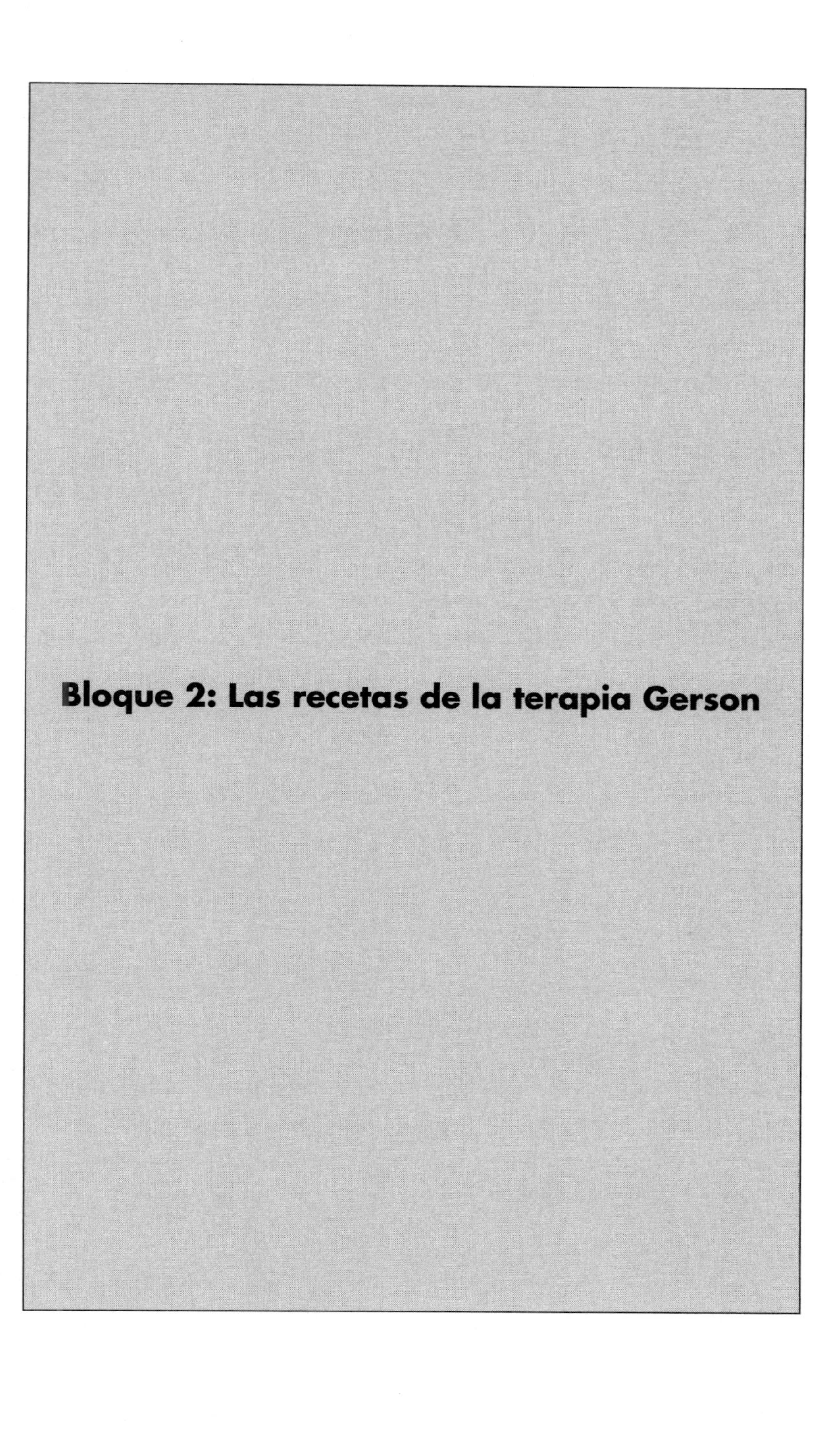

Bloque 2: Las recetas de la terapia Gerson

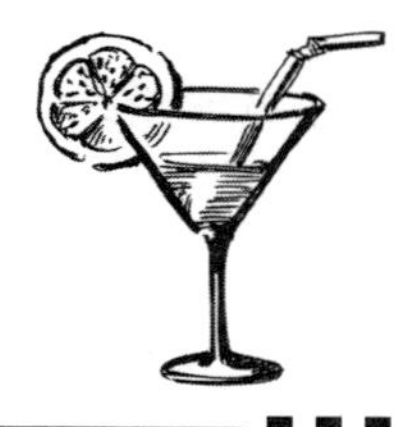

ZUMOS

Zumo de manzana y zanahoria

Ingredientes

Manzanas y zanahorias en proporciones aproximadamente iguales (1 manzana por cada 3 zanahorias)

Modo de preparación

1. Lava bien las manzanas (deja la piel), córtalas y quítales el corazón y las pepitas.
2. Lava las zanahorias con la ayuda de un cepillo, sin pelarlas ni rasparlas.
3. Tritura los dos ingredientes en una batidora, extrayendo muy bien el zumo.

El dato. Este zumo puede servir como base para otros zumos; para ello, agrega frutas y/o verduras variadas.

Zumo de verduras

Ingredientes

Hojas de lechuga romana
Hojas de acelga
Hojas de remolacha (las interiores jóvenes)
Hojas de berro
Hojas de col lombarda
Hojas de endivia
Hojas de escarola
$^{1}/_{4}$ de pimiento verde pequeño

Modo de preparación

Lava todos los ingredientes, ponlos en una batidora y tritúralos hasta que adquieran la consistencia de un zumo.

El dato. Las cantidades no se especifican porque cada uno puede añadir lo que desee, pero la premisa que se debe seguir es: tanta cantidad como se pueda de cada uno de los ingredientes. Incorpora 1 manzana mediana por vaso cuando te dispongas a triturar los ingredientes.

Cóctel antioxidante

Ingredientes

2 melocotones
2 limones
2 naranjas
2 manzanas
1 taza de grosellas

Modo de preparación

1. Exprime las naranjas y los limones y reserva el zumo.
2. Pela los melocotones, quítales los huesos y córtalos en trozos.
3. Corta la manzana, retira las semillas y el corazón, y córtala en trozos pequeños.
4. Introduce los zumos y los trozos de fruta en la batidora y mezcla bien. Añade las grosellas enteras.

El dato. Para potenciar el efecto refrescante de este zumo, puedes incorporar a la batidora unas hojas de menta.

Zumo de remolacha y zanahoria

Ingredientes

6-7 hojas de remolacha
2 zanahorias medianas
2 ramitas de berro
Una pizca de pimienta de Jamaica

Modo de preparación

1. Lava bien las hojas de remolacha, córtalas e introdúcelas en la batidora.
2. Lava y cepilla las zanahorias; cortarlas en dados y añádelas a la remolacha.
3. Agrega las ramitas de berros y espolvorea con la pimienta.

El dato. Este zumo, de sabor fuerte y energizante, es ideal como aperitivo.

Zumo verde dulce

Ingredientes

1-2 hojas de lechuga escarola
1 hoja de col lombarda
2-3 hojas de lechuga romana
3 hojas de remolacha
1-2 ramitas de berros
1 manzana mediana verde
1 cucharadita de jarabe de arce

Modo de preparación

1. Lava bien todas las hojas e introdúcelas en la batidora.
2. Corta la manzana en trozos pequeños (quítale las pepitas y el corazón) y añádela al resto de los ingredientes.
3. Rocía la mezcla con el jarabe de arce y bate bien hasta obtener una preparación homogénea.

El dato. Este zumo es una versión más dulce del zumo de vegetales base, ideal para el desayuno y la merienda.

SOPAS Y CREMAS

Sopa Hipócrates

Ingredientes

3-4 ramitas de apio (o un bulbo de apio)
1 raíz mediana de perejil
2 puerros pequeños
2 cebollas medianas
Ajo al gusto
680 g de tomates
450 g de patatas

Modo de preparación

1. Lava y frota bien todas las hortalizas, sin pelarlas, y córtalas después en trozos grandes. Ponlas en una cacerola grande (con capacidad para aproximadamente 4 litros) y cúbrelas con agua destilada.
2. Cuécelas durante más o menos 2 horas, justo por debajo del punto de ebullición.
3. Una vez cocidas, pasa las verduras por un colador chino (desecha sólo las fibras). Esta sopa se conserva bien en el frigorífico durante 2 días, bien tapada y calentando sólo la cantidad necesaria cada vez.

El dato. Se pueden hacer variaciones sobre esta receta base, adaptando la cantidad de agua utilizada según el sabor y la consistencia deseada.

Esta preparación (con el nombre de caldo de sopa o caldo especial) se usa como base para todas las recetas en las que se necesite caldo de sopa. El doctor Gerson ordenaba a sus pacientes que consumieran esta sopa en la comida y en la cena, ya que su principal finalidad es ayudar a limpiar los riñones. Una buena opción para consumirla a menudo es incluirla como entrante habitual en los menús diarios.

Sopa Borscht

Ingredientes

1 taza de sopa Hipócrates
1 cebolla
3 dientes de ajo
6 remolachas pequeñas (enteras y con las hojas)
1 patata grande
1 zanahoria
4 hojas de col lombarda
2 hojas de laurel o unas ramitas de perejil (atadas con una cuerda)
3 tazas de agua
2 tomates
1 cucharada de yogur desnatado

Modo de preparación

1. Con la ayuda de una batidora, tritura bien todas las hortalizas y ponlas en una cazuela. Añade el agua e incorpora la sopa especial y las hojas de laurel.
2. Deja que cueza a fuego lento durante aproximadamente 30 minutos. Sirve en un plato hondo y vierte por encima la cucharada de yogur.

El dato. Esta sopa de verduras, con un característico color rojo intenso, es originaria de Ucrania, y su consumo es muy popular en los países de la Europa del Este. Puede tomarse caliente o fría.

Crema de maíz

Ingredientes

3 mazorcas de maíz
1 pimiento verde
1 pimiento morrón
1 1/2 o 2 tazas de sopa Hipócrates

Modo de preparación

1. Separa los granos de la mazorca con la ayuda de un cuchillo. Incorpora en una cazuela la sopa, los granos de maíz y el pimiento verde picado en trozos pequeños y deja que cuezan a fuego lento durante aproximadamente 45-60 minutos.
2. Mientras, asa el pimiento morrón en el horno. Una vez cocido el maíz, tritura la preparación en una batidora, hasta obtener una crema consistente. Sirve adornado con pimiento morrón cocido y cortado en tiras o trozos pequeños, al gusto.

El dato. Con los mismos ingredientes, pero sin el caldo de la sopa, se puede preparar la crema en el horno. Para ello, tritura los granos de 2 mazorcas en la batidora, añade los granos enteros de la otra mazorca, pon la mezcla en una fuente refractaria, alternando las tiras de los 2 pimientos por encima. Introduce en el horno a 95-100 ºC durante 1 1/2 hora.

Crema de patatas con acelgas

Ingredientes

4 patatas medianas
1 manojo de acelgas
$^1/_2$ taza de caldo especial
1 taza de yogur desnatado

Modo de preparación

1. Lava las acelgas, córtalas en tiras y ponlas en una cazuela con el caldo especial. Lleva a ebullición y, cuando hierva, baja el fuego y deja que cueza lentamente durante media hora.
2. Transcurrido este tiempo, añade las patatas cortadas en dados, y deja que cueza todo hasta que esté tierno. Una vez cocido, retira el agua sobrante e incorpora la mezcla en una batidora. Agrega el yogur y tritura todo junto.

El dato. Para potenciar el sabor de esta sopa se puede aderezar con un poco de mejorana y unos granos de maíz.

Crema de col rizada y zanahoria

Ingredientes

1 col rizada mediana
2 patatas medianas
1 cebolla grande
3 zanahorias medianas
$^1/_2$ taza de caldo especial
1 cucharadita de perejil

Modo de preparación

1. Limpia la col y elimina los tallos centrales, arrancándolos antes de cortarla en tiras.
2. Limpia y corta en rodajas la zanahoria; pela y corta las patatas en dados y la cebolla en juliana.
3. Pon en una cazuela el caldo con la col y la cebolla, lleva a ebullición y deja que cueza a fuego suave 15 minutos. Añade entonces las zanahorias y las patatas y cuece durante 30 minutos más, hasta que todas las verduras estén bien hechas.
4. Elimina el exceso de agua y bátela, hasta obtener una textura fina. Espolvorea con perejil antes de servir.

El dato. Esta crema se puede consumir también en versión sopa. Para ello, añade un poco más de caldo especial y no tritures las verduras.

Sopa de tomate con ajo y limón

Ingredientes

2-3 tomates grandes
1 diente de ajo
2 cebollas
1/2 taza de caldo de sopa
El zumo de medio limón
1 cucharadita de copos de avena
1 cucharadita de azúcar moreno
1 hoja de laurel

Modo de preparación

1. Corta todas las hortalizas en dados y ponlas en una cazuela con el caldo de sopa, el azúcar y el limón. Cocínalo tapado y a fuego lento durante aproximadamente 1 hora.
2. Tritura la mezcla con un robot de cocina o un pasapurés. Vuelve a poner la preparación en la cacerola, añade los copos de avena y cuécelo durante 5 minutos más.

El dato. Si quieres obtener una sopa más cremosa, puedes añadir, junto a los copos de avena, 1 taza de yogur natural desnatado.

Gazpacho dulce a la menta

Ingredientes

900 g de tomates tipo pera
5 escalonias
2 manzanas pequeñas
2 limones grandes
5 cucharadas de vinagre de sidra
1 cucharadita de azúcar moreno
6-8 ramitas de menta fresca

Modo de preparación

1. Pica los tomates en dados pequeños; corta las escalonias en láminas; quita el corazón de las manzanas y córtalas en láminas.
2. Pon los tomates, las escalonias y las manzanas en una cacerola junto con el azúcar y el vinagre de sidra. Lleva la mezcla a ebullición y, después, cuece 30 minutos a fuego lento.
3. Pasa la preparación por el pasapurés o la batidora, deja que se enfríe y añade entonces el zumo de limón. Antes de servir, espolvorea con la menta picada y mezcla con el resto de la sopa, para que desprenda su sabor.

El dato. Si se desea hacer un gazpacho menos dulce se puede elaborar esta receta sin añadir las manzanas y el azúcar.

Crema de apio

Ingredientes

6-8 tallos de apio
2 zanahorias medianas
1 cucharada de suero de leche batido
1 taza de sopa especial
1/2 cucharada de eneldo

Modo de preparación

1. Corta los tallos de apio en trozos pequeños y las zanahorias en rodajas. Pon la taza de sopa especial en una cazuela y añade las verduras y el eneldo. Lleva a ebullición y después deja que cueza a fuego lento 30-40 minutos.
2. Cuando la verdura esté cocida, incorpórala en la batidora junto con el suero de leche. Bate todo bien. Sirve caliente.

El dato. Esta crema es especialmente depurativa debido a las propiedades diuréticas del apio. Se puede potenciar su sabor espolvoreándola antes de servir con distintas hierbas aromáticas.

Vichyssoise

Ingredientes

2-3 puerros medianos
2-3 patatas medianas
1 taza de sopa especial
1 cucharadita de cebollino picado
1 1/2 cucharada de yogur desnatado (opcional)

Modo de preparación

1. Limpia y corta los puerros en rodajas. Pela y corta las patatas en trozos pequeños.
2. Pon la sopa especial en una cazuela, incorpora los puerros y las patatas y cuece a fuego lento durante aproximadamente 45 minutos.
3. Cuando las verduras estén cocidas, incorpóralas, junto con el líquido sobrante de la cocción, en la batidora o pásalas por el pasapurés hasta obtener una crema ligera. Deja que se enfríe en la nevera durante 3-4 horas. Si se desea, antes de servir, agrega el yogur y mezcla bien. Espolvorea con el cebollino.

El dato. Esta crema, típica del verano, es muy refrescante, pero si se desea, también se puede consumir caliente.

ENSALADAS

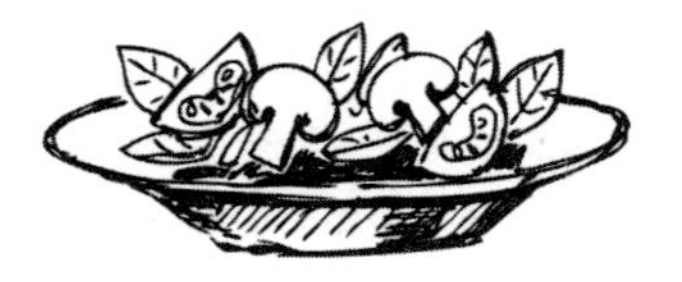

Ensalada de alcachofas

Ingredientes

1 cebolla morada
1 tomate
5-6 alcachofas
1 pimiento morrón verde
2 zanahorias
2 cucharadas de vinagre de sidra de manzana
3 cucharadas de aceite de linaza
Un poco de perejil picado

Modo de preparación

1. Lava bien las alcachofas y cuécelas durante aproximadamente 1 hora con la cacerola tapada. Una vez cocidas, pélalas hasta llegar al corazón. Resérvalas.
2. Cortar el resto de las verduras en trozos pequeños.
3. Mézclalas con los corazones de alcachofas, adereza con el vinagre y el aceite, y remueve bien, para que todas las hortalizas estén bien impregnadas. Espolvorea con el perejil.

El dato. Esta ensalada se puede hacer también sustituyendo las alcachofas por berenjenas. Para ello, hornea 1 berenjena durante una hora a 180 ºC y, una vez fría, pícala en trozos y mézclala con el resto de los ingredientes.

Ensalada de albaricoque

Ingredientes

1 albaricoque
1 tomate
1 pimiento rojo
1 pimiento verde
1/2 taza de uvas blancas y negras (sin pepitas)
Hojas de menta

Para el aliño

1/2 taza de zumo de limón
1/4 de taza de agua
1 diente de ajo
1/2 cucharadita de azúcar moreno

Modo de preparación

1. Pica el tomate y los pimientos en trozos pequeños. Incorpóralos en un cuenco de ensalada.
2. Añade el albaricoque, cortado en trozos más grandes que las verduras. Agrega las uvas enteras. Reserva.
3. Preparar el aliño; para ello, pica el ajo muy fino, mézclalo con el zumo de limón y el agua añadiré incorpora la cucharadita de azúcar. Vierte el aliño sobre la ensalada y adorna con las hojas de menta.

El dato. Esta ensalada se puede preparar también con otras frutas, como melocotón o manzana, o mezclando ambas (utilizando una pieza de cada una).

Ensalada italiana

Ingredientes

1 coliflor pequeña
250 g de brécol
4 ramitas de apio
1 cebolla mediana

Para el aliño de hierbas aromáticas

2 $^{1}/_{2}$ tazas de vinagre de sidra de manzana
1 cucharadita de azúcar moreno
$^{2}/_{3}$ de tazas de agua
2 dientes de ajo (pelados y aplastados con la hoja de un cuchillo)
2-3 cebolletas (picadas muy finas)
Hierbas aromáticas (seleccionadas y mezcladas al gusto): estragón, perejil, laurel fresco (1 hoja).

Modo de preparación

1. Elabora el aliño de hierbas aromáticas mezclando el vinagre, el azúcar moreno y el agua, con el ajo, las cebolletas y las hierbas, y deja que repose (1-2 horas) para que desprendan su sabor.
2. Lava bien la coliflor, el brécol y el apio. Corta las verduras en trozos pequeños y la cebolla en dados.
3. Mezcla todos los ingredientes y añade el aliño, removiendo bien toda la preparación.

El dato. Esta ensalada combina también muy bien con el aliño de ajo y cebolla. El aliño de hierbas aromáticas, cuando se conserva en un recipiente hermético, es un excelente aderezo para otras ensaladas y platos.

Ensalada de manzana y zanahoria con aderezo de uvas pasas

Ingredientes

1 manzana
2-3 zanahorias

Para el aderezo

1/4 de taza de uvas pasas
El zumo de media naranja o limón

Modo de preparación

1. Pela la manzana y rállala. Ralla las zanahorias (con piel). Mezcla bien en un cuenco ambos ingredientes.
2. Prepara el aderezo; para ello, extrae el zumo y añade las uvas pasas. Deja que se maceren durante aproximadamente 10 minutos, para que la preparación adquiera sabor, y agrégala después a la ensalada, removiendo bien.

El dato. Para rallar la zanahoria y la manzana se puede utilizar una batidora convencional o un aparato específico para preparar zumos. Si se quiere un aderezo más completo se puede añadir ¼ de taza de orejones cortados en trozos pequeños.

Ensalada de patata

Ingredientes

4 patatas
1 cebolla blanca
1 cebolla morada
1/4 de taza de apio
3 zanahorias ralladas
1 pimiento morrón
2 hojas de laurel
Perejil
Aceite de linaza
3 cucharadas de vinagre de sidra

Modo de preparación

1. Cuece las patatas (con la piel) y las hojas de laurel a fuego lento, hasta que estén tiernas (una hora, aproximadamente).
2. Mientras tanto, pica las hortalizas en trozos pequeños y agrega el vinagre de sidra.
3. Cuando las patatas estén cocidas, pélalas, córtalas en dados y añádelas a las hortalizas cocidas. Una vez que todas las verduras se hayan enfriado, rocía la mezcla con aceite de linaza y adorna con un poco de perejil.

El dato. Para saltear las verduras se puede usar un wok. Esta ensalada también combina bien con el aderezo de hierbas aromáticas y el de ajo y cebolla.

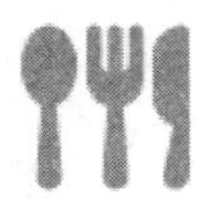

Ensalada roja y verde con un toque de espinacas

Ingredientes

1 lechuga romana
2 tazas de repollo
3 cebolletas
2 rábanos (cortados en tiras muy finas)
1 taza de semillas de girasol germinadas
Media calabaza
1 pimiento morrón cortado en tiras

Para el aliño

1 taza de espinacas
2 cucharadas de aceite de linaza
1 cucharada de vinagre de manzana

Modo de preparación

1. Cuece primero el repollo y la calabaza. Resérvalos hasta que se enfríen. Cuece aparte las espinacas, y escurre muy bien el agua cuando estén listas. Reserva.
2. En un cuenco, mezcla la lechuga cortada, las cebolletas en trozos pequeños y los rábanos. Añade el repollo y la calabaza cortados en dados.
3. Prepara el aliño: mezcla en la batidora las espinacas con el aceite y el vinagre, hasta que obtengas una salsa muy ligera. Incorpora el aliño a la ensalada y decora con el pimiento morrón.

El dato. Se puede sustituir o mezclar el repollo con brécol o coliflor para convertir esta ensalada en un auténtico cóctel de antioxidantes y sustancias anticáncer.

Ensalada americana

Ingredientes

1 1/2 taza de col cortada en tiras
1 taza de zanahoria rallada
1/4 de taza de cebolla cortada en dados
1 ramita de apio picada fina

Para la salsa

2 tazas de yogur desnatado
Una pizca de eneldo fresco

Modo de preparación

1. Pon la col y la zanahoria en un cuenco. Mézclalas bien y añade después la zanahoria y el apio. Remueve bien los ingredientes y reserva.
2. Prepara la salsa; para ello, mezcla en un cuenco el yogur con el eneldo y remuévelo bien con una cuchara. Cuando todo esté bien incorporado, agrega la salsa a la ensalada y repártela de forma homogénea.

El dato. La salsa de la ensalada americana admite muchas variedades: se le puede añadir una cucharadita de azúcar moreno si se le quiere dar un toque dulce, o incorporar uvas pasas para obtener un sabor más exótico.

Ensalada de arroz

Ingredientes

1 1/2 taza de arroz integral
1 hoja de laurel
1/2 cucharadita de romero
Hortalizas picadas al gusto: tomate, calabacín, apio, rábanos
Un puñado de hierbas aromáticas frescas
Aliño de ajo y limón (*véase* receta)
Pétalos de rosa, borraja o caléndula (para decorar)

Modo de preparación

1. Cuece el arroz; para ello, añade en una cazuela un poco de agua o de sopa especial, el arroz integral, el laurel y el romero. Lleva a ebullición y, después, deja que cueza a fuego suave unos 30 minutos (hasta que el líquido se haya evaporado).
2. Deja que se enfríe.
3. En un cuenco, incorpora las hortalizas picadas en trozos lo más pequeños posible. Añade el arroz y mezcla muy bien. Finalmente, vierte el aliño, incorporándolo bien a todos los ingredientes, y decora con los pétalos, esparciéndolos sobre la ensalada.

El dato. En frío, esta ensalada resulta muy refrescante, pero también se puede consumir como plato caliente, cociendo previamente las hortalizas y acompañándola de salsa de tomate y calabacín, por ejemplo.

SALSAS Y ALIÑOS

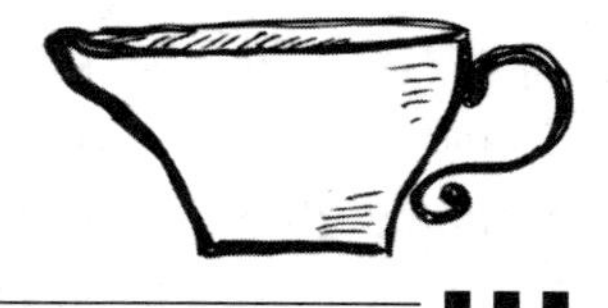

Jarabe (para endulzar)

Ingredientes

459 g de azúcar moreno
950 ml de agua
1 taza de zumo de manzana

Modo de preparación

Pon en una cazuela el azúcar, el agua y el zumo de manzana y llévalos a ebullición hasta que el azúcar se haya disuelto.

El dato. Este jarabe, cuando se conserva en un tarro hermético, sirve para endulzar todas las recetas, y es un perfecto sustituto del azúcar convencional.

Aliño de ajo y cebolla

Ingredientes

1/2 cucharadita de zumo de limón
2 cucharadas de agua
1 cucharadita de azúcar moreno
1/2 cebolla cortada en dados
1 diente de ajo muy picado
Un puñado de hierbas aromáticas permitidas

Modo de preparación

Incorpora todos los ingredientes en un cuenco y mézclalos bien, hasta que adquieran una textura homogénea. Dejar reposar el aliño durante aproximadamente media hora, para favorecer que los sabores se fusionen.

El dato. El zumo de limón se puede sustituir por vinagre de vino. Este aliño va muy bien como acompañamiento de ensaladas y también como base para otras salsas y preparaciones de verdura cocida.

Vinagreta de naranja y hierbas aromáticas

Ingredientes

1/2 taza de vinagre
3 dientes de ajo pelados bien picados
1 cebolleta
1 taza de zumo de naranja
1/2 taza de agua
2 cucharadas de miel
1/2 cucharadita de eneldo seco, salvia o tomillo (o una mezcla de las tres hierbas)

Modo de preparación

Incorpora todos los ingredientes en el vaso de la batidora y mézclalos bien.

El dato. Con esta receta se obtiene un aliño agridulce que combina muy bien con las verduras crudas y en ensalada. El zumo de naranja se puede sustituir por zumo de lima o de limón.

Salsa de tomate

Ingredientes

4-6 tomates grandes cortados en trozos
4-5 cebollas grandes, peladas y en rodajas
2 patatas medianas con piel, cortadas en dados
1 pimiento verde
2-3 dientes de ajo
Una pizca de mejorana y otra de tomillo o 3 ramitas de perejil

Modo de preparación

Incorpora en una cacerola todos los ingredientes y guísalos una hora a fuego lento. Se puede añadir un poco de agua para que la salsa quede más líquida.

El dato. Se puede elaborar otra versión de esta salsa más ligera, incorporando solo una cebolla y añadiendo a la cocción media zanahoria pequeña, una rama de apio y una hoja de laurel. Una vez cocida, tritúrala. Se puede consumir caliente o fría.

Salsa de yogur con perejil

Ingredientes

1/2 taza de cebolla picada
1 cucharadita de rábano picante fresco rallado
1 taza de yogur desnatado
1 cucharada de zumo de lima
1 cucharadita de miel
1 cucharada de perejil picado

Modo de preparación

1. Cuece la cebolla con un poco de agua y la miel durante aproximadamente media hora (hasta que esté tierna y traslúcida). Retírala del fuego y dejar que se enfríe.
2. Mézclala entonces con el rábano, el yogur y el zumo de lima en una batidora, hasta que la preparación adquiera una textura homogénea. Por último, incorpora el perejil.

El dato. Una versión muy sabrosa y original de esta salsa se obtiene añadiendo media taza de uvas pasas antes de servirla.

Salsa de ciruela

Ingredientes

225 g de ciruelas
1/2 cucharadita de zumo de limón
1 cucharadita de azúcar moreno
2 cucharaditas de pan de centeno rallado

Modo de preparación

1. Lava las ciruelas y retira los huesos.
2. Ponlas en una cacerola y cúbrelas con agua. Cuécelas durante 15-20 minutos y, después, escúrrelas y pásalas por el pasapurés.
3. Vuelve a poner el puré obtenido en la cacerola, y agrega el azúcar, el pan rallado y el zumo de limón. Cuece durante aproximadamente 3 minutos.

El dato. Esta salsa se puede utilizar a modo de mermelada, untada sobre una tostada de pan de centeno o añadida a los copos de avena del desayuno.

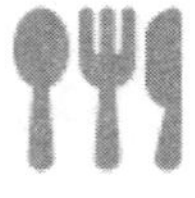

Salsa de albaricoque

Ingredientes

1/2 taza de orejones de albaricoque
1 taza de agua pura caliente
1/2 taza de zumo de manzana o naranja recién exprimido

Modo de preparación

1. Lava y escurre los albaricoques y, después, déjalos en remojo durante varias horas.
2. Sácalos, escúrrelos e incorpóralos a una cazuela. Añade el zumo y cocínalos durante aproximadamente hora y media a fuego lento, hasta que los albaricoques estén muy tiernos.
3. Tritúralos con la ayuda de una batidora o de un robot de cocina.

El dato. Esta salsa combina muy bien con todo tipo de platos: como aliño de ensalada, como acompañamiento de recetas a base de hortalizas o como complemento para los postres.

Glaseado para verduras

Ingredientes

$^{2}/_{3}$ de taza de zumo de naranja recién exprimido
1 cucharadita de harina de maíz
1 $^{1}/_{2}$ cucharadita de vinagre de sida
1 cucharadita de miel o de azúcar moreno

Modo de preparación

1. Cuece todos los ingredientes a fuego lento hasta conseguir una salsa de consistencia espesa.
2. Viértela sobre las verduras y mezcla todo bien.

El dato. Este glaseado aporta un toque de sabor especial a hortalizas como las remolachas. Se puede elaborar una variante sustituyendo el zumo de naranja por $^{1}/_{2}$ taza de zumo de manzana y 3 cucharaditas de zumo de limón.

Jugo de asado dorado

Ingredientes

1 patata pequeña cortada en cuartos
4 zanahorias cortadas en rodajas
1 cebolla pequeña cortada en dados
2 cucharaditas de vinagre de sida o zumo de limón
1 taza de caldo de sopa o agua
1 cucharadita de perejil
$^1/_4$ de cucharadita de eneldo, mejorana o tomillo

Modo de preparación

1. Incorpora todos los ingredientes en una cazuela y cuécelos durante una hora media o dos horas (las patatas se cuecen con su piel), hasta que estén tiernos, a fuego lento.
2. Transcurrido este tiempo, y tras retirar la piel de las patatas, tritúralas en la batidora.

El dato. Este jugo se puede utilizar como acompañamiento de un buen número de platos, y también como receta base para guisos de verdura.

Ketchup casero

Ingredientes

3 tomates
1/2 cabeza de ajo
1/2 cebolla
15 ml de vinagre
1/2 taza de azúcar moreno
1/4 de cucharada de eneldo

Modo de preparación

1. Pon todos los ingredientes en una cacerola y llévalos a ebullición; después bajar el fuego y cuécelos hasta que estén tiernos.
2. Pásalos por el pasapurés o la licuadora, para conseguir una textura fluida y homogénea.

El dato. Se puede elaborar una versión picante (tipo salsa brava) sustituyendo el azúcar por ¼ de cucharadita de pimienta de Jamaica.

Aliño de suero de leche

Ingredientes

1 taza de suero de leche batido
1/3 de taza de queso quark desnatado
1/4 de cucharadita de rábano picante en polvo
2 cucharadas de vinagre de sidra o de vino
Una pizca de eneldo y estragón

Modo de preparación

Introduce todos los ingredientes en la batidora hasta conseguir una mezcla homogénea.

El dato. Este aliño se puede conservar 48 horas en un tarro hermético en la nevera. Combina muy bien con las ensaladas elaboradas a base de hortalizas crudas.

Salsa de tomate y calabacín

Ingredientes

6 calabacines pequeños
1 cebolla mediana
2-3 tomates
2 dientes de ajo
Hierbas aromáticas y especias (tomillo, mejorana…)

Modo de preparación

1. Corta los calabacines en rodajas. Pica la cebolla en dados y trocea los ajos y los tomates.
2. Saltea la cebolla, los tomates y las hierbas aromáticas con un poco de agua. Deja que cuezan a fuego lento aproximadamente 20 minutos (hasta que los ingredientes estén medio cocidos) y añade después los calabacines.
3. Deja que cuezan a fuego lento 20-30 minutos, hasta que los calabacines estén tiernos. Lo puedes pasar todo por la batidora si deseas una salsa más líquida o utilizarla tal cual si quieres una preparación más espesa.

El dato. Esta salsa es muy útil y combina muy bien con una gran variedad de platos. Cuando se sirve caliente, sobre unas hortalizas cocidas o unas patatas, aporta un toque de sabor y color.

Aliño de yogur y hierbas aromáticas

Ingredientes

3/4 de requesón desnatado

1 taza de yogur desnatado

1/4 de taza de zumo de limón

2 cucharaditas de miel

1 diente de ajo majado

1/4 de taza de cebolletas picadas

2 cucharadas de aceite de linaza

1/4 de cucharadita de estragón, mejorana o eneldo (o una mezcla de estas hierbas)

Modo de preparación

1. Mezcla el requesón, el yogur, la miel, el zumo de limón, el aceite de linaza y el diente de ajo en una batidora.
2. Cuando la preparación tenga una textura homogénea, añade las cebolletas y las hierbas aromáticas. Consérvalo en la nevera, en un recipiente hermético, y sirve frío.

El dato. Se puede adaptar la textura añadiendo más cantidad de yogur, hasta que la mezcla adquiera la consistencia de una salsa espesa.

Aliño de pan

Ingredientes

1 parte de cebolla picada
1 parte de apio picado
2-3 partes de pan de centeno cortado en dados
$^1/_2$ parte de perejil picado
1 taza de agua
Salvia, ajo y tomillo

Modo de preparación

Pon todos los ingredientes en un recipiente refractario sin tapar y hornéalos a temperatura baja durante 2 horas aproximadamente.

El dato. Este aliño es ideal para gratinar los platos a base de hortalizas. Para ello, hay que rallar el pan de centeno, añadir la mezcla encima de las verduras y gratinar durante 5-10 minutos.

Salsa de manzana

Ingredientes

3 manzanas medianas
1 cucharada de miel o azúcar moreno

Modo de preparación

1. Pela las manzanas, quítales el corazón y córtalas en láminas finas.
2. Ponlas en una cacerola, añade el azúcar o la miel y cubre con un poco de agua fría. Deja que cuezan durante aproximadamente 15 minutos, hasta que estén tiernas.
3. Una vez cocidas, pásalas por la batidora o el pasapurés.

El dato. Esta salsa combina muy bien con cualquier plato de hortalizas, ya que aporta un toque dulce, y también forma parte de la elaboración de muchos postres.

ENTRANTES, TENTEMPIÉS Y GUARNICIONES

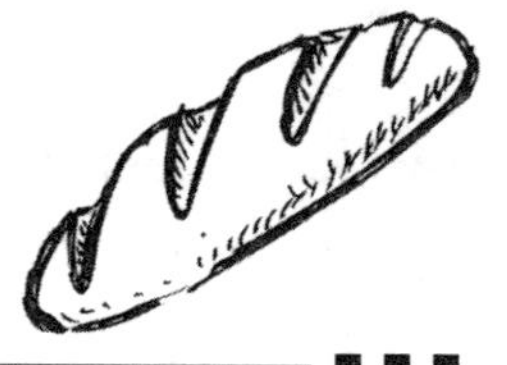

Arroz integral cocido

Ingredientes

1 taza (240 g) de arroz integral salvaje
2 tazas (480 ml) de agua

Modo de preparación

Pon las 2 tazas de agua en una cacerola, y cuando comiencen a hervir, incorpora la taza de arroz. Estará listo cuando el arroz haya absorbido prácticamente toda el agua.

El dato. El arroz integral combina muy bien con las ensaladas, las verduras, y también con los postres. Si se añade a la sopa Hipócrates se obtiene una exquisita sopa de arroz.

Puré de calabaza

Ingredientes

1 calabaza mediana

Modo de preparación

1. Lava bien la calabaza y córtala por la mitad. Elimina bien cualquier rastro de pulpa y semillas.
2. En una fuente refractaria, coloca las dos mitades boca abajo y añade unos 77 ml de agua. Hornéala a 170-180 ºC durante una hora, o hasta que la calabaza esté tierna (las calabazas de mayor tamaño necesitan más tiempo de cocción).
3. Una vez asada, deja que se enfríe y, entonces, extrae la carne con la ayuda de una cuchara (o pélala, si te resulta más fácil). Pícala en la batidora, si quieres un puré más fino, o simplemente mezcla la carne con la ayuda de un tenedor, para que quede más denso (con una textura similar a la del puré de patatas).

El dato. La calabaza, cuando se prepara de esta forma, se puede servir como tentempié o guarnición, y también utilizarse como ingrediente base de otras recetas.

Cebolla marinada con requesón

Ingredientes

2 cebollas grandes
2 cucharadas de zumo de limón
2 cucharadas de zumo de naranja
85 g de requesón desnatado y sin sal
$^{1}/_{2}$ cucharadita de azúcar moreno

Modo de preparación

1. Corta la cebolla en juliana. Mézclala con los zumos de limón y el zumo de naranja y dejar reposar la preparación, bien tapada, durante aproximadamente 3 horas, para que la cebolla se marine.
2. Incorpora después la cebolla en una cazuela a fuego suave. Añade el requesón y el azúcar y deja que cueza durante unos 10 minutos, a fuego suave y sin dejar de remover.

El dato. Esta preparación, cuando se añade a una rodaja de pan de centeno, constituye un aperitivo exquisito y muy nutritivo.

Puré de patatas

Ingredientes

5-6 patatas
1 cebolla
1 taza de yogur desnatado

Modo de preparación

1. Pela las patatas y córtalas en dados. Ponlas en una cazuela junto con la cebolla cortada en trozos y agua suficiente.
2. Llévalas a ebullición y, después, cuécelas a fuego lento hasta que estén hechas (no debería quedar agua en la cazuela).
3. Tritura las patatas junto con el yogur hasta obtener un puré fino.

El dato. Este puré se puede comer solo, como entrante o mezclado con otras verduras cocidas como plato principal. También se pueden hacer variaciones e intensificar su sabor añadiéndole distintas hierbas aromáticas.

Tomates al grill

Ingredientes

3-4 tomates medianos
1 cebolla mediana
1 cucharadita de perejil

Modo de preparación

1. Precalienta el horno. Lava los tomates y córtalos por la mitad.
2. Colócalos sobre una bandeja, con el lado cortado hacia arriba. Pica la cebolla (en trozos lo más pequeños posible) y rellena con ella cada una de las mitades de los tomates. Espolvorea con el perejil.
3. Hornea a temperatura media 40-60 minutos.

El dato. Estos tomates constituyen una excelente guarnición para cualquier plato. Para obtener una textura más gratinada, se puede mezclar el perejil con una cucharadita de pan rallado y espolvorear con esta mezcla antes de hornear.

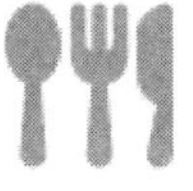

Pastel de requesón

Ingredientes

1 taza de pan de centeno rallado
1 cucharada de vinagre
1-2 cucharaditas de perejil seco
1/2 cucharadita de eneldo o estragón
1/2 cucharadita de rábano picante seco
2 tazas de puré de patata (*véase* receta)
2 1/3 de tazas de requesón denso
1/2 taza de pimiento morrón (rojo o verde)
1/2 taza de apio cortado en dados
1 cebolla cortada en dados

Modo de preparación

1. Mezcla el pan rallado, el vinagre, las especias, el requesón, el puré de patata y el pimiento con la ayuda de un robot de cocina, hasta obtener una masa compacta.
2. Dale una forma similar a la del pan de molde y ponlo en una bandeja refractaria.
3. Precalienta el horno a 160 ºC. Coloca el apio y la cebolla por encima. Introduce la bandeja en el horno y hornea a 180 ºC unos 20 minutos, hasta que la cebolla y el apio adquieran un color dorado.

El dato. Para añadir más color y sabor, una vez cocinado se puede decorar con zanahorias ralladas, tomates, berros y endivias.

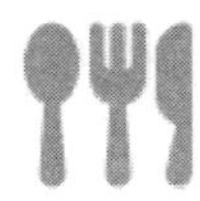

Pan de zanahorias y pasas

Ingredientes

1 1/2 taza de harina de centeno
1 1/2 taza de harina de avena
1 taza de harina integral de trigo
5 zanahorias ralladas
2 naranjas
1/2 taza de miel
2 tazas de uvas pasas
1/2 cucharadita de pimienta de Jamaica
1/2 cucharadita de semillas de cilantro

Modo de preparación

1. Tamiza todas las harinas, añade las uvas pasas y reserva.
2. Pela y tritura las naranjas. Separa la pulpa y mézclala con las zanahorias ralladas, la miel, la pimienta y el cilantro. Ve incorporando poco a poco este preparado a las harinas y mezcla hasta conseguir una masa bastante firme.
3. Precalienta el horno. Divide la masa en dos partes y rellenar con ellas dos moldes antiadherentes. Hornea a 160-170 ºC unos 50 minutos, hasta que al pinchar el pan salga limpio.

El dato. El relleno de este pan puede ser muy variado (calabacín, apio, berenjenas…) y también se obtener otros sabores combinando distintas hierbas aromáticas.

Patatas mixtas al horno

Ingredientes

3-4 patatas medianas
1 cebolla mediana
1 tomate mediano
1 cucharadita de mejorana o tomillo

Modo de preparación

1. Precalienta el horno (a 180 ºC, aproximadamente). Pica la cebolla (en juliana o en dados, como lo prefieras) y colócala en el fondo de una fuente refractaria.
2. Pela y corta las patatas en rodajas y ponlas formando una capa encima de la cebolla. Corta el tomate en rodajas y colócalas sobre la patata. Termina con una capa de cebolla. Espolvorea por encima la mejorana o tomillo y hornea 1 1/2 hora, aproximadamente, a 160-180 ºC, hasta que los ingredientes estén blandos.

El dato. Estas patatas se pueden tomar como entrante y también como guarnición o acompañamiento de cualquier plato a base de verduras.

Picadillo de frutas y especias con tomates verdes

Ingredientes

950 g de tomates verdes
475 g de manzanas ácidas
60 g de uvas pasas
1/2 taza de azúcar moreno
1/4 de taza de agua
1/4 de cucharadita de clavos de especia
1/4 de taza de vinagre de vino

Modo de preparación

1. Lava los tomates y córtalos en trozos grandes.
2. En una cazuela, mezcla los tomates, las uvas pasas, el azúcar, el agua, el vinagre y los clavos de especia. Sin dejar de remover la preparación, calienta a fuego lento hasta que los tomates y el resto de los ingredientes estén blandos. Picar entonces las manzanas en trozos pequeños y agrégalas a la mezcla. Deja que se cuezan hasta que la preparación adquiera la consistencia de un picadillo espeso.

El dato. Esta original receta se puede usar como guarnición y acompañamiento o hacer con ella un delicioso canapé, colocando una cantidad de la misma sobre una rebanada de pan de centeno.

PLATOS PRINCIPALES

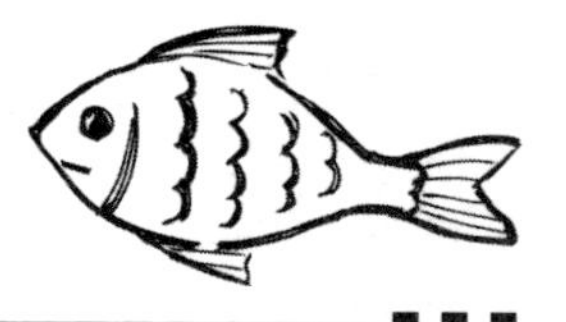

Rollos de acelga

Ingredientes

4 hojas de acelga
2 zanahorias
250 g de brécol
$^1/_2$ taza de arroz integral crudo
2 dientes de ajo
1 mazorca de maíz (separar los granos)
2 tomates pequeños
Un poco de perejil

Modo de preparación

1. Pon las acelgas en agua caliente el tiempo suficiente para que se ablanden y puedan doblarse.
2. Cortar el resto de las hortalizas y ponlas en una cacerola. Cuécelas a fuego lento con un poco de agua. Escúrrelas una vez estén cocidas. Reserva.
3. En la batidora, o con la ayuda de un robot de cocina, tritura el tomate y el ajo, hasta que adquieran la consistencia de una salsa. Adereza con perejil.
4. Precalienta el horno a 120 ºC.

5. Abre las hojas de acelga y coloca en el centro una parte de las hortalizas cocidas, otra de arroz y vierte por encima la salsa. Enrolla cada hoja con cuidado. Coloca los rollos de acelga en una fuente refractaria y hornea durante 60-90 minutos.

El dato. Para potenciar el sabor se puede rociar antes de servir con salsa dorada, que se prepara mezclando en una cazuela tapada un boniato pequeño, 2-3 zanahorias picadas, una cebolla cortada en dados, 1/2 taza de caldo de sopa, 1/2 taza de zumo de mandarina y una pizca de tomillo y romero. Deja que cueza hasta que las verduras estén tiernas y, después, tritúralas en una batidora o en un robot de cocina.

Calabaza rellena

Ingredientes

3 o 4 calabazas pequeñas
1/2 cebolla cortada en dados
1/2 taza de apio cortado en dados
1 zanahoria cortada en dados
1 ¼ de taza de arroz integral cocido
25 g de uvas o ciruelas pasas (picadas, dejadas en remojo y escurridas)
3 cucharaditas de perejil picado
1/2 cucharadita de salvia
1/2 cucharadita de tomillo
1 diente grande de ajo majado

Modo de preparación

1. Corta las calabazas a lo largo y retira las semillas.
2. Mezcla el resto de los ingredientes y rellena con ellos las dos mitades de las calabazas. Colócalas en un recipiente refractario e introdúcelo en el horno precalentado a 150-165 ºC, durante aproximadamente 1 1/2 hora (hasta que las calabazas estén tiernas).

El dato. Este plato se puede acompañar con una salsa de albaricoque (*véase* receta).

Guiso de berenjena

Ingredientes

1 berenjena
2 cebollas
3 tomates
2 dientes de ajo
1/4 de cucharadita de perejil
1/4 de taza de sopa Hipócrates (lo justo para cubrir la base de la cazuela)

Modo de preparación

1. Corta la berenjena en dados, trocea la cebolla en dados pequeños, lamina los ajos y pela y pica los tomates.
2. Vierte el caldo en la cazuela e incorpora la cebolla, los ajos, los tomates y, por último, la berenjena. Remueve y rehoga a fuego fuerte 2-3 minutos, y después baja el fuego y deja que cueza durante aproximadamente 1/2 hora (hasta que todas las verduras estén blandas).

El dato. A este guiso se le pueden añadir muchas verduras: patatas, calabacines, etcétera. Hay que adaptar los tiempos de cocción al tipo de hortaliza que se utilice.

Menestra asada de maíz con hortalizas

Ingredientes

2 mazorcas de maíz
3 tallos de apio
2 zanahorias
2 calabacines

Modo de preparación

1. Después de lavar bien las mazorcas, separa los granos con la ayuda de un cuchillo.
2. Corta todas las hortalizas en trozos pequeños y colócalas en una fuente refractaria.
3. Incorpora los granos de maíz y hornea durante una hora a 95-100 ºC.

El dato. Esta menestra combina muy bien con la salsa de zanahorias (*véase* receta). Se pueden incorporar cuantas hortalizas se desee, aumentando, en este caso, de forma proporcional el número de mazorcas de maíz.

Albóndigas a la jardinera

Ingredientes

Para las albóndigas:
1 cebolla picada
1 taza de berenjena triturada
3 patatas grandes
2 cucharadas de perejil picado
1 rebanada de pan de centeno rallada
Un manojo de espinacas o acelgas
2-3 dientes de ajo picados

Para la salsa:

900 g de tomates maduros (6-8 tomates)
3-5 dientes de ajo picados
1 cebolla mediana cortada en dados
1 pimiento verde cortado en dados
2 calabacines pequeños cortados en rodajas
4 cucharaditas de perejil fresco picado
Una pizca de romero, tomillo, salvia y mejorana
1/2 cucharadita de semillas de hinojo

Modo de preparación

1. Cuece las patatas y, cuando estén tiernas, pásalas por el pasapurés.
2. Mezcla la berenjena con el pan rallado. Incorpora las patatas y el resto de las hortalizas y remueve hasta formar una masa homogénea.
3. Deja que repose unos 10 minutos. Forma albóndigas con la masa y colócalas en una bandeja de horno espolvoreada previamente con harina de avena (para evitar que se peguen).
4. Tapa y hornea durante una hora a 80-100 ºC. Retirar la tapa y hornea durante una hora más.
5. Mientras se hornean las albóndigas, prepara la salsa; para ello, cuece los tomates enteros a fuego lento durante 30 minutos y, después,

escúrrelos y pásalos por el pasapurés. Pon la salsa en una cacerola y añade el resto de los ingredientes. Dejar que cueza durante otra media hora o hasta que estén tiernos.

El dato. Esta salsa se puede añadir a prácticamente todas las recetas elaboradas a base de hortalizas.

Arroz salvaje con calabaza

Ingredientes

2 tazas de arroz integral salvaje cocido (o de quinoa)
1 taza de puré de calabaza (*véase* receta)
1 cebolla pequeña
1 manzana pequeña
1 1/2 cucharada de vinagre de sidra de manzana
1 cucharada de jarabe de arce
2 cucharadas de perejil picado
1/4 de taza de ciruelas pasas (dejadas en remojo durante aproximadamente 12 horas, para rehidratarlas)

Modo de preparación

1. Cocina el arroz y resérvalo. En un cuenco, mezcla el puré de calabaza, el jarabe de arce y el vinagre de manzana. Incorpora el arroz y remueve bien la preparación.
2. Corta la cebolla y la manzana en dados pequeños y agrégalos a la mezcla. Espolvorea con el perejil. Sirve caliente (basta con unos minutos en el horno a unos 160 °C), pero no lo recalientes en exceso para que la manzana y la cebolla se mantengan lo más crujientes posible.

El dato. El arroz integral salvaje se puede sustituir por quinoa; ambos alimentos se permiten una vez por semana en la terapia Gerson. La quinoa requiere un tiempo de cocción algo superior al arroz.

Ragú de brécol aromático

Ingredientes

2 ramitos de brécol
1/2 zanahoria cortada en rodajas
4-6 dientes de ajo
1/4 de taza de sopa Hipócrates
1/4 de cucharadita de eneldo, perejil u otra hierba aromática
1 1/2 cucharaditas de zumo de limón (opcional)

Modo de preparación

1. Lava el brécol y pela los tallos. En una cazuela, añade el ajo y la cebolla y deja que se cueza a fuego lento hasta que la cebolla esté traslúcida.
2. Incorpora entonces el brécol, las hierbas aromáticas y la sopa y cocina todo a fuego bajo hasta que el brécol esté tierno.

El dato. Se puede añadir el limón justo antes de servir, para potenciar el sabor de este plato. Esta receta se puede hacer también con ramitos de coliflor.

Remolachas a la crema

Ingredientes

3 remolachas
1 cucharada de cebollino picado
2 cucharadas de cebolla picada fina
Perejil picado fino
6 cucharadas de yogur desnatado

Modo de preparación

1. Frota y lava las remolachas y cuécelas en 2,5 cm de agua durante aproximadamente 1 $^1/_2$ hora (hasta que estén tiernas).
2. Una vez cocidas, escúrrelas y ponlas en otra cacerola, junto con el yogur, el cebollino y la cebolla. Calienta a fuego lento unos 5 minutos (removiendo para evitar que se pegue).
3. Pon la mezcla en una fuente y espolvorea con el perejil.

El dato. Esta receta se puede enriquecer añadiendo 2 patatas (cortadas en rodajas y cocidas junto a la remolacha) a la preparación.

Judías verdes de fiesta

Ingredientes

3 1/2 tazas de judías verdes cortadas
1 diente de ajo picado
1 cebolla pequeña, cortada en dados
1 pimiento morrón cortado en tiras
1/4 de cucharadita de eneldo (seco o fresco, al gusto)

Modo de preparación

1. Lava bien las judías y ponlas en una cazuela, junto con el ajo y la cebolla. Tapa y deja que cuezan a fuego lento durante aproximadamente 30-45 minutos (hasta que estén tiernas).
2. Cuando hayan transcurrido 20-25 minutos de cocción, añade las tiras de pimiento y deja que se cocinen hasta el final.
3. Pon la preparación en una fuente y espolvorea con eneldo antes de servir.

El dato. Esta receta se puede preparar también con brécol. Para ello, hay que elegir una pieza grande, de color verde oscuro, sin partes amarillentas.

Coliflor en salsa de zanahorias

Ingredientes

1 coliflor pequeña

Para la salsa

3 zanahorias

1 1/2 cucharada de aceite de linaza

Modo de preparación

1. Separa los ramitos de la coliflor y colócalos en una fuente refractaria junto con un poco de agua. Hornea a fuego suave (120 ºC) hasta que estén tiernos.
2. Mientras, prepara la salsa; para ello, cuece las zanahorias, cubiertas con agua suficiente, hasta que estén tiernas. Después, introdúcelas en la batidora, añade el aceite y tritúralas hasta que obtengas una salsa consistente.
3. Cuando la coliflor esté cocida, escurre el agua sobrante, cúbrela con la salsa de zanahoria y gratina en el horno durante 5-10 minutos (si el horno no dispone de grill, introdúcela en el horno caliente, pero apagado, durante unos minutos).

El dato. La salsa de zanahorias combina estupendamente con un buen número de verduras. Para añadir más color y sabor, se puede espolvorear con un poco de perejil picado.

Moussaka de verduras

Ingredientes

3 berenjenas
2 zanahorias medianas
2 patatas medianas
1 cebolla grande
3 tomates medianos
2 dientes de ajo
$^{1}/_{4}$ de taza de sopa Hipócrates
Perejil al gusto

Modo de preparación

1. Corta las berenjenas en láminas (colócalas sobre un trozo de papel de cocina para secarlas).
2. Pica la cebolla en dados y corta las zanahorias y las patatas en rodajas.
3. Pela y pica los tomates; incorpóralos en una cazuela junto con los ajos laminados y deja que cuezan durante 20-30 minutos (hasta que adquieran la textura de una salsa).
4. Precalienta el horno a 120 ºC. Vierte un poco de caldo de la sopa en una fuente refractaria y forma capas sucesivas con la berenjena, la cebolla, la patata y la zanahoria. Baña la mezcla con la salsa de tomate. Baja a 100 ºC la temperatura del horno, introduce la fuente y cuécelo durante aproximadamente 2 horas. Espolvorear con perejil antes de servir.

El dato. Se pueden realizar variedades de este plato y hacerlo aún más nutritivo añadiendo rodajas de otras verduras, como calabacines, por ejemplo.

Cazuela de habas

Ingredientes

1 taza de habas frescas
1 cebolla grande
2 berenjenas
4 tomates medianos
1 zanahoria rallada
1 pimiento morrón
4 ramitas de perejil fresco
1 diente de ajo
$^1/_2$ taza de caldo de sopa

Modo de preparación

1. Corta el pimiento en dados, la cebolla en juliana y ralla la zanahoria. Pela y corta la berenjena en dados. Pica los tomates y el diente de ajo.
2. Vierte el caldo en una cazuela y ve incorporando poco a poco todas las verduras. Deja que se cocinen a fuego suave durante 5 minutos y añade las habas. Deja que cuezan durante 15-20 minutos a fuego lento (hasta que todo esté tierno).
3. Adereza con las hierbas aromáticas y las ramitas de perejil justo antes de servir.

El dato. Si la preparación queda muy líquida se puede espesar con $^1/_2$ cucharadita de almidón de maíz. También se puede introducir unos 10 minutos en el horno a temperatura media para que se evapore el exceso de líquido.

POSTRES

Masa crujiente para pastel

Ingredientes

1 1/2 taza de harina de avena
1 taza de harina integral de trigo
1 cucharadita de miel
1/2 taza de agua tibia
1 cucharadita de levadura de panadero

Modo de preparación

1. Esparce la levadura en el agua tibia y añade la miel. Cuando esté espumosa, incorpora la harina y mezcla bien. Deja que la masa leve durante aproximadamente 1 hora, en un lugar cálido.
2. Transcurrido este tiempo, amasa sobre una tabla enharinada durante unos 5 minutos. Deja que repose de nuevo unos 10 minutos y extiende la masa sobre una tabla.
3. Precalienta el horno a 200 ºC y coloca la masa sobre un molde para pasteles (de 20-23 cm de diámetro), espolvoreando primero la base con harina de avena y rizando los bordes. Introduce la masa en el horno, deja que leve unos 15 minutos y, después, bajando un poco la temperatura del horno (a 185-190 ºC), hornea 20-25 minutos.

El dato. Esta masa es una base excelente tanto para pasteles salados (de verduras) como para los postres.

Tarta Streusel de manzana

Ingredientes

Para el relleno

12 manzanas verdes medianas cortadas en láminas finas

$^{1}/_{3}$ de taza de azúcar moreno

2 cucharaditas de zumo de naranja o limón

2 cucharaditas de harina de avena

$^{1}/_{2}$ taza de grosellas secas

Una pizca de semillas de cilantro

Para la base de masa

1 $^{1}/_{2}$ taza de harina de avena

1 taza de harina integral de trigo

1 cucharadita de azúcar moreno

$^{1}/_{2}$ taza de agua tibia

1 cucharadita de levadura de panadero

Modo de preparación

1. Prepara la masa; para ello, esparce la levadura en el agua tibia mezclada con el azúcar y, cuando esté espumosa, añade la harina y mezcla bien. Deja que la masa repose durante una hora, en un lugar cálido.
2. Amasa durante 5 minutos sobre una superficie enharinada; deja reposar 10 minutos y, después, colócala sobre un molde para pasteles de 20-23 cm de diámetro.
3. Precalienta el horno, deja que leve 15 minutos y, a continuación, hornea durante 20-25 minutos a 190 ºC.
4. Prepara entonces el relleno; para ello, coloca las láminas de manzana sobre la masa. Mezcla el azúcar, la harina de avena, las grosellas y las semillas de cilantro y recubre la manzana con la preparación. Rocíala con el zumo y hornea durante 1 hora 15 minutos a 150-165 ºC.

El dato. Este postre se puede completar añadiendo, antes de hornear, una cobertura de crocante, que se obtiene mezclando $^{2}/_{3}$ de taza de harina de avena, 2 cucharaditas de azúcar moreno, una pizca de pimienta de Jamaica y $^{1}/_{3}$ de taza de miel.

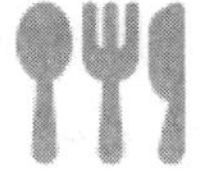

Pastel de peras y especias

Ingredientes

Para la salsa de peras:
4 peras medianas
1 cucharada de miel o azúcar moreno

Para el resto del pastel

$^1/_4$ de taza de miel o jarabe de arce
1 $^1/_2$ taza de harina de avena
$^3/_4$ de taza de harina de trigo integral
Una pizca de pimienta de Jamaica
Una pizca de macis
$^1/_4$ de cucharadita de levadura en polvo sin sodio
$^1/_4$ de cucharadita de semillas de cilantro
2 tazas de uvas pasas

Para la cobertura crujiente

$^2/_3$ de taza de copos de avena
$^1/_3$ de taza de jarabe de arce o de miel
Una pizca de pimienta de Jamaica
Una pizca de macis

Modo de preparación

1. Prepara primero la salsa de peras; para ello, pela las peras, quítales el corazón y córtalas en láminas.
2. Ponlas en el vaso de la batidora y añade la miel o el azúcar moreno al gusto. Bate bien y reserva.
3. Tamiza juntos el azúcar moreno, la pimienta de Jamaica, el macis, el cilantro y la levadura en polvo. Agrega las uvas pasas e incorpora a la mezcla una taza de salsa de peras. Vierte la preparación en un molde antiadherente y precalienta el horno.

4. Prepara la cobertura crujiente; para ello, muele los copos de avena durante unos segundos en una batidora o un robot de cocina y, después, mézclalos con las especias. Remover bien la cobertura y espolvoréala sobre el pastel de peras, repartiéndola homogéneamente.
5. Hornea durante 40 minutos a 165 ºC, aproximadamente. Se puede consumir frío o caliente.

El dato. Las uvas pasas pueden sustituirse o mezclarse con dátiles picados. Este pastel se puede acompañar con una cucharada de salsa de peras, de manzana o de otra fruta, o incluso de yogur desnatado.

Manzanas al horno con salsa de jarabe

Ingredientes

2 manzanas medianas
1 cucharadita de uvas pasas
2 cucharadas de agua

Para el jarabe

450 g de azúcar moreno
950 ml de agua
1 taza de zumo de manzana

Modo de preparación

1. Precalienta el horno. Lava las manzanas, quítales el corazón y córtalas por la mitad.
2. Colócalas en una fuente refractaria e incorpora las pasas. Hornea unos 15 minutos, hasta que estén hechas, y después ásalas al grill unos 5 minutos, hasta que las manzanas estén doradas.
3. Mientras se asan las manzanas, prepara el jarabe; para ello, lleva a ebullición el azúcar, el agua y el zumo, hasta que el azúcar se haya disuelto. Sirve las manzanas bañadas con un poco de jarabe.

El dato. Este jarabe puede acompañar a muchos postres. Es importante conservarlo en un tarro hermético.

Peras glaseadas

Ingredientes

4-5 peras maduras
4 cucharadas de miel
120 ml de agua

Modo de preparación

1. Precalienta el horno a temperatura baja (135 ºC). Corta las peras por la mitad y retírales el corazón.
2. Añade el agua a la miel y mezcla bien, hasta que adquiera la consistencia de un jarabe. Coloca las mitades de pera en una fuente refractaria y vierte por encima el jarabe de miel. Hornea 20-25 minutos, hasta que las peras estén cocidas.

El dato. Esta receta se puede preparar también con manzanas. Para hacer un postre más completo, se le puede añadir, una vez horneada la fruta, una cobertura de crujiente (*véase* tarta Streusel).

Macedonia templada de frutas

Ingredientes

2 peras
2-3 ciruelas
2 melocotones
2 manzanas
1/2 taza de orejones de albaricoque
1/4 de cucharadita de azúcar moreno

Modo de preparación

1. Lava bien toda la fruta. Corta las manzanas y las peras en láminas. Lamina también los melocotones y corta las ciruelas en trozos pequeños.
2. Pon toda la fruta, excepto los orejones, y el azúcar en una cazuela con un poco de agua y deja que cueza a fuego lento durante unos 20 minutos. Incorpora los orejones, sube un poco el fuego y deja que cueza durante 5-10 minutos más.

El dato. Esta macedonia se puede acompañar de una salsa de manzanas templada (*véase* receta).

Naranja rellena de plátano e higos

Ingredientes

1 plátano
2 higos frescos
El zumo de una naranja
1 naranja (sólo se usa la cáscara)

Modo de preparación

1. Exprime la naranja (sólo se va a incorporar a la receta el de una de ellas) y reserva las cuatro mitades, limpias y sin restos de pulpa.
2. Picar finos el plátano y los higos y mezclarlos bien con el zumo de la naranja. Rellena las mitades de las naranjas con esta mezcla y sirve.

El dato. A esta receta se le pueden añadir unos copos de avena, en forma de cobertura.

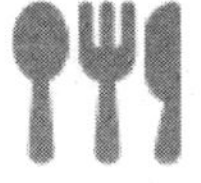

Pastel de manzana con yogur

Ingredientes

680 g de manzanas
1 limón
30 g de copos de avena
30 g de harina de avena
55 g de uvas pasas
115 g de azúcar moreno
1 cucharadita de levadura en polvo con potasio
1/2 taza de zumo de manzana recién exprimido
1 taza de yogur
1-2 cucharadas de jarabe arce

Modo de preparación

1. Mezcla los copos y la harina de avena, las uvas pasas, el azúcar y la levadura química.
2. Añade las manzanas, peladas y cortadas en rodajas, a esta preparación y mezcla.
3. Precalienta el horno. Vierte la mezcla en un molde refractario y hornear 20-35 minutos a 175 ºC, o hasta que la parte superior adquiera un tono dorado. Sirve acompañado de yogur mezclado con el jarabe de arce.

El dato. Este pastel se puede hacer también con otras frutas, como pera o albaricoque.

Budín de boniato y manzana

Ingredientes

1 boniato
1 manzana
1 cucharadita de uvas pasas
1/2 taza de pan de centeno rallado
1 taza de zumo de naranja
1 cucharadita de azúcar moreno

Modo de preparación

1. Cuece el boniato y la manzana. Pélalos y corta el boniato en rodajas y la manzana en láminas.
2. Precalienta el horno. En una fuente refractaria, cubre la base con las rodajas y las láminas, alternando el boniato y las manzanas e intercalando las uvas pasas.
3. Esparce por encima el pan rallado y rocía con el zumo de naranja. Hornea 30 minutos a 175 ºC.

El dato. Un buen acompañamiento para este postre son los lácteos permitidos: 3 cucharaditas de suero de leche o de yogur. Si se introduce en el congelador unos minutos antes de consumirlo, resulta exquisitos (el efecto es similar al acompañamiento de helado).

Plátano al grill con salsa bicolor

Ingredientes
1 plátano
1 cucharadita de azúcar moreno
Unas gotas de limón

Para la salsa
1 manzana
1 cucharadita de azúcar moreno
150 g de uvas pasas

Modo de preparación
1. Prepara primero la salsa; para ello, pela la manzana y quítale el corazón; córtala en láminas y deja que cueza con un poco de agua y el azúcar moreno durante 30-45 minutos, hasta que esté tierna.
2. Elimina el exceso de agua meteré introduce la manzana en una batidora; bate hasta que obtengas una consistencia media (ni muy espesa, tipo compota, ni muy líquida). Incorpora las uvas pasas y reserva.
3. Precalienta el horno. Corta el plátano por la mitad a lo largo y agrega el azúcar y las gotas de limón. Colócalo en una bandeja de horno y gratínalo 10 minutos, a temperatura baja.

El dato. Tanto el plátano como la salsa deben consumirse calientes.

Galletas de harina de avena

Ingredientes

2 tazas de harina de avena
1 taza de harina de centeno
1 taza de uvas pasas
1/2 taza de suero de leche batido
1/2 taza de azúcar moreno
1 paquete de levadura (sin sodio y con potasio)
1 taza de salsa de manzana (*véase* receta)

Modo de preparación

1. Precalienta el horno. Mezcla las harinas, la levadura y el azúcar. Añade la salsa de manzana y el suero de leche.
2. Remueve bien e incorpora las uvas pasas al final. Sobre una bandeja de horno, deposita la masa con la ayuda de una cuchara, dándole la forma de galletas y hornea unos 20 minutos a 180 ºC.

El dato. Se puede hacer otra versión de estas galletas añadiendo crocante de avena antes de hornear.

Arroz dulce

Ingredientes

1 $^{1}/_{2}$ taza de arroz integral de cultivo ecológico
4 tazas de agua
1 taza de azúcar moreno
1 taza de uvas pasas

Modo de preparación

Lava el arroz y ponlo en una cacerola junto con el agua. Cuando el agua empiece a hervir, añade el azúcar y las uvas pasas y baja el fuego. Deja que cueza a fuego lento hasta que el arroz esté tierno.

El dato. Este arroz se puede tomar solo, acompañado de salsa de manzanas, por ejemplo, o usarse como relleno para otros postres, combinándolo con frutas.

Tarta de requesón con frutos rojos

Ingredientes

Para la tarta

1 taza de pan de centeno rallado
1 cucharada de zumo de naranja
2 cucharadas de azúcar moreno
1 cucharadita de miel
2 tazas de harina de avena
3 tazas de requesón denso

Para la cobertura de frutos rojos

1 $^{1}/_{2}$ taza de grosellas
1 cucharada de zumo de limón
1 cucharada de azúcar moreno

Modo de preparación

1. Con la ayuda de un robot de cocina, mezcla el pan rallado, el azúcar, la miel, el zumo de naranja, la harina de avena y el requesón.
2. Precalienta el horno a 160 ºC y colocar la mezcla en un recipiente refractario circular. Hornea a 180 ºC durante aproximadamente 20 minutos.
3. Mientras, prepara la cobertura de frutos rojos; para ello, pon en una cazuela, con una cantidad mínima de agua, las grosellas, el azúcar y el zumo de limón. Deja que cueza a fuego lento durante unos 20 minutos (hasta que la mezcla adquiera una consistencia similar a la de una compota). Reserva y deja que se enfríe.
4. Cuando la tarta esté hecha, sácala del horno, deja que se enfríe unos minutos y cúbrela con el postre de grosella.

El dato. La tarta de requesón admite muchas coberturas elaboradas a base de frutas: compota de pera o manzana, jalea de cereza...

ANEXO

Recursos para saber más sobre la terapia Gerson

Sobre el Instituto Gerson

El Instituto Gerson tiene su sede en San Diego, California (EE.UU.). Se trata de una organización sin ánimo de lucro y es el único centro a nivel mundial que promueve la terapia Gerson. Esta institución organiza cursos, imparte formación tanto a pacientes como a profesionales de la salud y brinda información sobre la terapia Gerson a todas aquellas personas que la soliciten. La forma de ponerse en contacto con el Instituto Gerson es la siguiente:

- ✓ Por correo ordinario: Instituto Gerson. PO Box 161358. San Diego. CA 92176
- ✓ Por mail: info@gerson.org
- ✓ A través de su página web: www.gerson.org
- ✓ En Facebook: www.facebook.com/GersonInstitute
- ✓ En twitter: www.twitter.com/GersonInstitute

Bibliografía recomendada

(La bibliografía sobre la terapia Gerson en español es escasa).

Gerson, Charlotte; Walker, Morton, *La terapia Gerson: el programa nutricional definitivo para salvar vidas*, Barcelona, Ediciones Obelisco, 2013.

A cancer therapy: Results of fifty cases and the cure of advanced cancer, Gerson Institute

En las tienda en línea del Instituto Gerson se pueden encontrar todos los libros escritos por Charlotte Gerson y por otros autores que han tratado este tema. (http://gerson.org/store/index.php?main_page=index&cPath=1&zenid=5d43tsgr4io4kmefc2rn83icl3)

ÍNDICE